とんでもなく役立つ

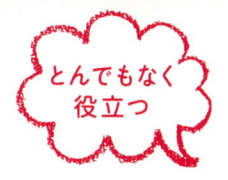

検査値の読み方

著　西﨑祐史　渡邊千登世

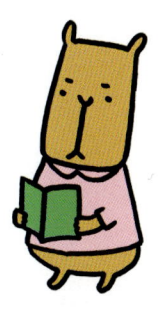

照林社

はじめに

　現在の臨床現場において検査が行われない日はありません。検査は、患者さんの状態を客観的に評価するうえで貴重な情報となるものだからです。

　本書は、看護師がかかわることが多い検体検査について取り上げています。検体検査については、医師だけではなく、チーム医療の一員として看護師も重要な役割を担っているということを意識しなくてはなりません。

　検査に関連する知識が深まれば深まるほど、1つの結果から多くのことが見えてきます。また、無駄な検査を省き、最小限の侵襲から最大限の情報を得て、患者さんにフィードバックすることが可能となります。

　本書は、130の検査項目について、基準値を示し、それから逸脱した場合に考えられる疾患や状態（合併症）などを一目でわかるチャートで示しました。そして、何よりの特徴は、実践に即した「観察のポイント」「ケアのポイント」にフォーカスしたことです。前著『ケアに生かす　検査値ガイド』のエッセンスをまとめて持ち運びに便利なようにポケットサイズにしました。詳しく知りたい場合は前著に戻って確認されるなり、両書を用途に応じて使い分けてください。臨床現場で働く看護師にとってとても役立つ内容となっています。

　本書の誕生は、前著『ケアに生かす　検査値ガイド』なくしてはありえませんでした。ご執筆いただいた医師、看護師の先生方に深謝いたします。

2013年3月

西﨑　祐史　渡邊千登世

著者紹介

西﨑　祐史 (にしざき・ゆうじ)

日本医科大学卒業。2004年〜2006年、聖路加国際病院内科初期研修医、2006年〜2009年、聖路加国際病院内科専門研修医、内科チーフレジデント。2009年〜2010年、東京大学大学院医学系研究科公共健康医学専攻 (School of Public Health)。現在、順天堂大学循環器内科。

渡邊千登世 (わたなべ・ちとせ)

聖路加看護大学卒業後、聖路加国際病院勤務。聖路加国際病院ETスクール修了、皮膚・排泄ケア認定看護師。1996年、聖路加看護大学博士前期課程修了、看護学修士。2007年、さいたま市立病院副院長・看護部長、2011年、公益財団法人田附興風会医学研究所北野病院看護部長等を歴任。

見てわかる尿

尿の色や性状は体の状態に応じ変化するため、それらを的確に評価することで病態をより深く知ることができる

1 尿の正常な変化

■健康な状態でも起こる変化

体内の水分量の変化

```
   脱水              水分の貯留
    ↓                   ↓
脱水防止のため、    不要な水分を排泄
尿濃縮機構により  ⇔ しようとするため、
尿が濃縮される     尿が希釈される
    ↓    逆のことが起こる   ↓
 濃い褐色へ         無色透明に
   変化              近づく
   (❷)               (❸)
```

内服薬や食物による影響

```
過剰なビタミンB₂
   の摂取
    ↓
  蛍光の
緑黄色に変化
   (❹)
```

尿は体液を消失すると濃縮され、正常な淡黄色（❶）から濃い褐色（❷）に、体内に余分な水分が貯留すれば無色透明に近い色（❸）に変化する。また、尿の色は内服薬や食物の影響も受け、過剰なビタミンB₂を摂取すると、蛍光の緑黄色（❹）に変化する。

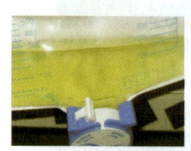

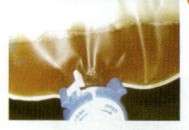

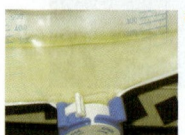

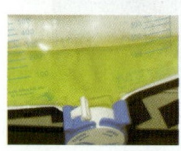

❶基準となる尿
・透明な淡黄色

❷濃縮尿
・濃い褐色

❸希釈尿
・無色透明に近い

❹過剰なビタミンB₂の摂取
・蛍光の緑黄色

［資料提供］黒木ひろみ（聖路加国際病院看護管理室ナースマネージャー）

2 異常を示す尿の色調

臨床の場で遭遇しやすい尿の色調・性状の異常として、尿路系に生じた炎症により尿に血が混ざって赤色に変化した血尿（❺）、膿や塩類の析出が原因となる混濁尿（❻）、尿路感染症や糖尿病などに起因するタンパク尿（❼）（消失しない泡立ち）があげられる。

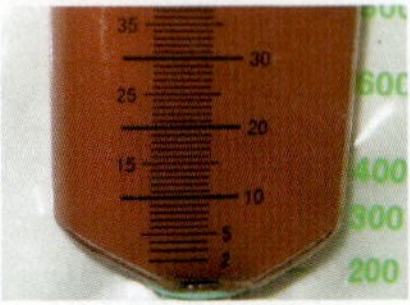

❺血尿
・腎、尿路系の炎症

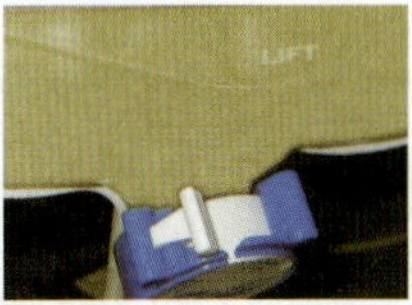

❻混濁尿
・膿尿：尿道炎や前立腺炎
・塩類尿：尿路結石

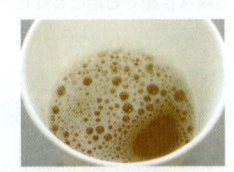

❼タンパク尿（尿の泡立ち）
・腎炎、尿路感染症　・高度の糖尿病

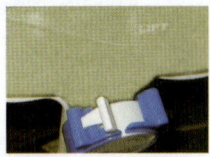

❽乳び尿
・尿寄生虫疾患　・悪性腫瘍

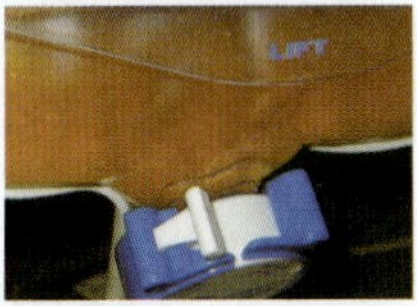

❾ミオグロビン尿
・横紋筋融解症

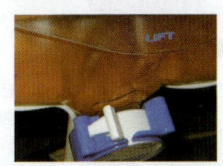

❿ヘモグロビン尿
・溶血性疾患

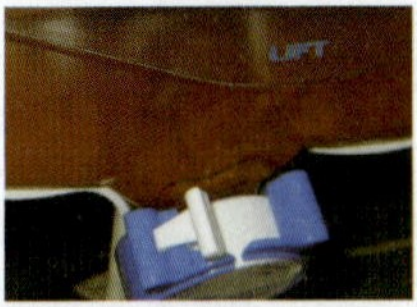

⓫ビリルビン尿
・肝胆道系疾患

3 血尿とその原因

血尿では、出血部位を特定するために検査を行う。

■尿の色がコーヒー様になる原因

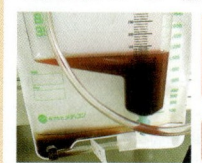

- 糸球体腎炎
- 尿路感染症
- 尿路系腫瘍
- 尿路結石

などの疾患による上部尿路での出血

→ コーヒーのような暗めの赤色の尿

出血の部位

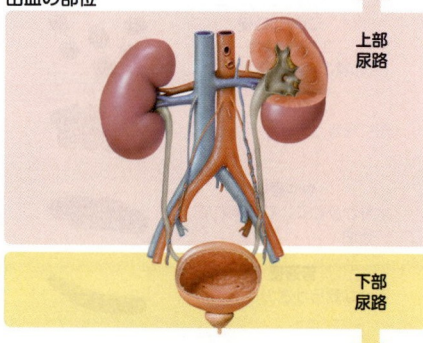

上部尿路

下部尿路

■尿の色が鮮紅色になる原因

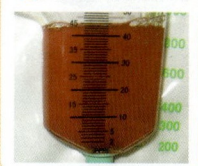

- 尿道損傷
- 膀胱がん
- 膀胱炎

などの疾患による下部尿路での出血

→ 鮮やかな赤色の尿

血尿スケール

肉眼で血尿が認められた場合は医師へ報告する

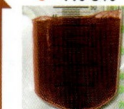

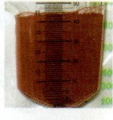

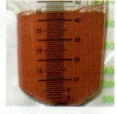

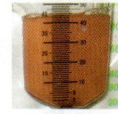

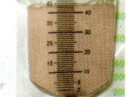

多 ← 血液の含有 → 少

- 5 Ht 5%
- 4 Ht 1%
- 3 Ht 0.5%
- 2 Ht 0.25%
- 1 Ht 0.1%

見てわかる便

便の性状はさまざまな疾患を反映することがあるため、便の観察・診断が緊急度判断の重要な手掛かりとなる

1 便の正常な変化

正常な便は黄土色〜黄色で、腸内のpHとの関係により、肉や脂肪類の摂取が多いと「褐色」に、野菜の摂取が多いと「黄色」になる。また正常時の形状は半ねり状で、楕円形から棒状を呈し、水分量や肛門括約筋の機能により変化する。

長（便秘）↑ 消化管の通過時間 ↓（下痢）短		**【タイプ1】コロコロ便** ・硬く、コロコロの便 （兎の糞のような便）	
		【タイプ2】硬い便 ・短く固まった便	
		【タイプ3】やや硬い便 ・水分が少なく、ひび割れている便	
		【タイプ4】普通便 ・適度な軟らかさの便	
		【タイプ5】やや軟らかい便 水分が多く、軟らかい便	
		【タイプ6】泥状便 形のない泥のような便	
		【タイプ7】水様便 水のような便	

＊ブリストルスケールより引用

2 異常を示す便の色調・性状（下血、血便）

下血、血便がみられた際は、出血部位を特定するため検査を行う。

■下血になる原因

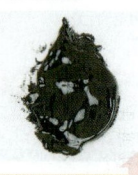

上部消化管（食道、胃、十二指腸）での出血

・血中の鉄分が胃液で酸化し、黒色に変化
・血液等の成分が消化液と混ざり、細菌による分解で粘稠さが出る

粘稠な黒色便

出血の部位

上部消化管

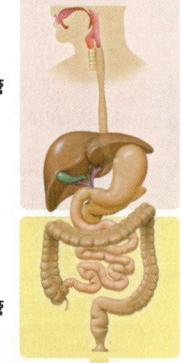

下血での注意
コールタール状の「タール便」では、上部消化管から多量に出血している場合があるので、バイタルサインをチェックする

下部消化管

血便での注意
出血性十二指腸潰瘍などで上部消化管に大量出血をきたしている場合でも、血便がみられる。バイタルサインをチェックする

■血便になる原因

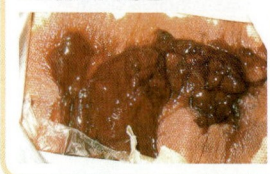

下部消化管（下部小腸、大腸、直腸、肛門）での出血

鮮血、栗色（えび茶色）の血液と混ざった便

3 異常を示す便の色調・性状（水様便、粘液便、灰白色便）

■水様便を起こす原因

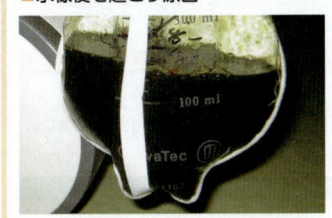

小腸型の感染性腸炎
- 嘔吐を伴う
- 脱水をきたす

過敏性腸症候群（IBS*1）
- 下痢と便秘を日単位で交互に繰り返す
- 患者が兎糞様の便を訴える

■粘液便を起こす原因

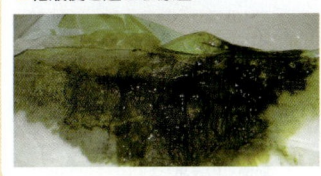

過敏性腸症候群（IBS）
- 粘液だけの排泄

炎症性腸疾患（IBD*2）、大腸型の感染性腸炎など
- 血液成分が混ざる

■灰白色便を起こす原因

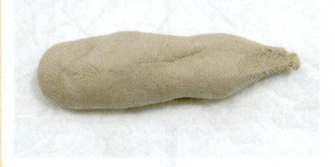

閉塞性黄疸
- 膵臓がんや胆管がんなどの悪性腫瘍による胆管閉塞
- 総胆管結石による閉塞

急性肝炎（A型肝炎など）
- 胆汁分泌の減少

---

*1）IBS：irritable bowel syndrome
*2）IBD：inflammatory bowel disease

見てわかる喀痰

喀痰が「出る」場合には何らかの原因が存在すると考え、性状、色調、量の変化から、診断の手掛かりをつかむ

1 異常を示す痰の性状、色調、量

痰はその性状から、膿性、粘膿性、粘性、漿液性に分類される。色調は「白色」～「淡黄色」が多いが、「緑色」「錆色」「茶色」や、血液の色を帯びた「血痰」や喀血などがみられる。喀痰量の増加は炎症性変化や気道への刺激による粘液分泌亢進などに起因する。

■喀痰の性状、色調から類推される主な原因

		色調	代表的な原因	判断・注意点
膿性		白黄色～淡黄色	急性咽頭炎、急性気管支炎、急性肺炎、感染性気管支拡張症	色調が濃くなる、粘度の増加に注意する
		緑色	緑膿菌が関連する場合、慢性気管支炎、びまん性汎細気管支炎、気管支拡張症の増悪	ふだんの喀痰量や性状との比較が有用な情報となる
		錆色	肺炎球菌性肺炎、肺化膿症、肺膿瘍、	急激な量の増加に注意する
粘膿性		色調はさまざま(膿、粘液が混合)	急性咽頭炎、急性気管支炎、急性肺炎、細気管支炎、慢性気管支炎、感染性気管支拡張症	膿性度、粘度の増加に注意する
粘性		透明～白色	慢性気管支炎、細気管支炎、アレルギー性気管支炎	痰づまりに注意する
漿液性		透明～白色	心不全 肺水腫(ときに、泡沫性、ピンク色) 肺胞上皮がん	ケア時に臥位にしない
血痰		茶、暗赤、血線入色	気管支拡張症、肺がん、肺梗塞、肺結核、肺真菌症、非結核性好酸菌感染症	医師へ報告
血液		鮮紅色	肺出血、気管一大動脈瘻、その他血痰と同様の原因	医師への報告 組織片を含む場合には吸引圧を下げる

2 検体に適する喀痰

検査室では喀痰を肉眼で観察し、実際に呼吸器系の異常を反映した、唾液の混入が少ない喀痰であるか否かを、Miller and Jones分類（下表）によって判定する。可能なかぎり、「P2」〜「P3」の喀痰を提出する。

■微生物検査への提出のめやす（Miller and Jones分類）

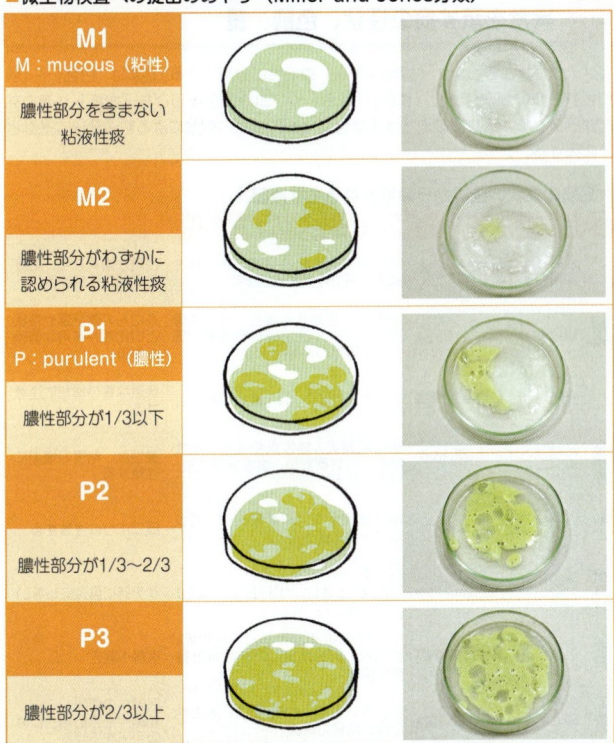

M1 M：mucous（粘性）	膿性部分を含まない粘液性痰
M2	膿性部分がわずかに認められる粘液性痰
P1 P：purulent（膿性）	膿性部分が1/3以下
P2	膿性部分が1/3〜2/3
P3	膿性部分が2/3以上

本書の使い方

本書では臨床でナースが扱うことの多い検査を取り上げ、基準値と基準値を逸脱したときに考えられる疾患・病態などについて解説しています。なお、基準値は、測定法や試験の種類によって数値が異なるので、必ず各医療機関で使われている数値・単位を確認してください。

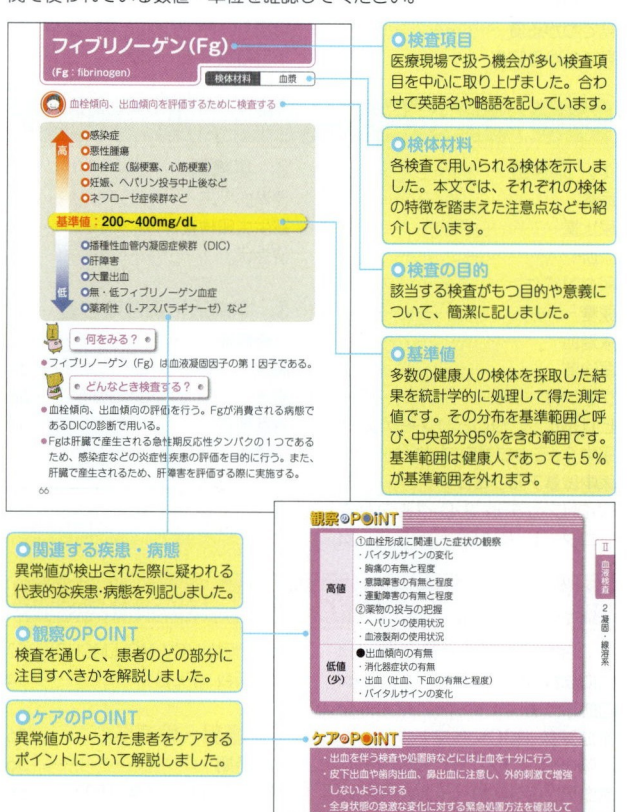

フィブリノーゲン（Fg）

(Fg：fibrinogen)

検体材料：血漿

血栓傾向、出血傾向を評価するために検査する

高
- 感染症
- 悪性腫瘍
- 血栓症（脳梗塞、心筋梗塞）
- 妊娠、ヘパリン投与中止後など
- ネフローゼ症候群など

基準値：200～400mg/dL

低
- 播種性血管内凝固症候群（DIC）
- 肝障害
- 大量出血
- 無・低フィブリノーゲン血症
- 薬剤性（L-アスパラギナーゼ）など

何をみる？
- フィブリノーゲン（Fg）は血液凝固因子の第Ⅰ因子である。

どんなとき検査する？
- 血栓傾向、出血傾向の評価を行う。Fgが消費される病態であるDICの診断で用いる。
- Fgは肝臓で産生される急性期反応性タンパクの1つであるため、感染症などの炎症性疾患の評価を目的に行う。また、肝臓で産生されるため、肝障害を評価する際に実施する。

○検査項目
医療現場で扱う機会が多い検査項目を中心に取り上げました。合わせて英語名や略語を記しています。

○検体材料
各検査で用いられる検体を示しました。本文では、それぞれの検体の特徴を踏まえた注意点なども紹介しています。

○検査の目的
該当する検査がもつ目的や意義について、簡潔に記しました。

○基準値
多数の健康人の検体を採取した結果を統計学的に処理して得た測定値です。中央部分95%を含む範囲です。基準範囲は健康人であっても5%が基準範囲を外れます。

○関連する疾患・病態
異常値が検出された際に疑われる代表的な疾患・病態を列記しました。

○観察のPOINT
検査を通して、患者のどの部分に注目すべきかを解説しました。

○ケアのPOINT
異常値がみられた患者をケアするポイントについて解説しました。

観察のPOINT

高値	①血栓形成に関連した症状の観察 ・バイタルサインの変化 ・胸痛の有無と程度 ・意識障害の有無と程度 ・運動障害の有無と程度 ②薬物の投与の把握 ・ヘパリンの使用状況 ・血液製剤の使用状況
低値（少）	・出血傾向の有無 ・消化器症状の有無 ・出血（吐血、下血の有無と程度） ・バイタルサインの変化

ケアのPOINT
- 出血を伴う検査や処置時などには止血を十分に行う
- 皮下出血や歯肉出血、鼻出血に注意し、外的刺激で増強しないようにする
- 全身状態の急激な変化に対する緊急処置方法を確認して

目　次

見てわかる尿 …………………… iii
見てわかる便 …………………… vi
見てわかる喀痰 ………………… ix
本書の使い方 …………………… xi
目次 ……………………………… xii
項目目次（五十音順） ………… xvi

Part I ● 一般検査　1

1. 尿検査 ……………………… 2
尿量 ……………………………… 2
尿比重 …………………………… 4
尿pH ……………………………… 6
尿タンパク ……………………… 8
尿糖 ……………………………… 10
尿潜血 …………………………… 12
尿沈渣 …………………………… 14
ケトン体 ………………………… 16
ビリルビン、ウロビリノーゲン 18
尿中 β_2-ミクログロブリン …… 20
尿中微量アルブミン …………… 22
尿中Nアセチル-β-D-グルコサミ
　ニダーゼ（NAG） …………… 24

2. 便検査 ……………………… 26
便潜血反応 ……………………… 26
寄生虫卵検査 …………………… 28
便性状 …………………………… 30

3. 穿刺液・採取液検査 …… 32
脳脊髄液 ………………………… 32
胸水 ……………………………… 34
腹水 ……………………………… 36
骨髄検査 ………………………… 38
関節液 …………………………… 40

Part II ● 血液検査　43

1. 血球数算定・血液像 …… 44
白血球数（WBC） ……………… 44
白血球分画 ……………………… 46
赤血球数(RBC)、ヘマトクリット
　値(Ht)、ヘモグロビン量(Hb) 48
赤血球粒度分布幅（RDW） …… 50
赤血球恒数(MCV、MCH、MCHC) … 52
血小板数（PLT） ……………… 54

2. 凝固・線溶系 …………… 56
出血時間 ………………………… 56
プロトロンビン時間（PT） …… 58

活性化部分トロンボプラスチン時間（APTT） ……………………60
トロンボテスト（TT） …………62
ヘパプラスチンテスト（HPT）・64
フィブリノーゲン（Fg） ………66
フィブリン・フィブリノーゲン分解産物（FDP） ……………68

Dダイマー ……………………70
アンチトロンビンⅢ（ATⅢ）&トロンビン・アンチトロンビンⅢ複合体（TAT） ……………72
赤血球沈降速度（ESR） ………74
プラスミノーゲン（PLG） ……76

Part Ⅲ ● 生化学検査

1. タンパク関連・含窒素成分 …80
総タンパク（TP） ………………80
血清アルブミン（Alb） …………82
フィッシャー比 …………………84
血清尿素窒素（BUN、UN） ……86
血清尿酸（UA） …………………88
血清クレアチニン（Cr） ………90
血清ビリルビン（BIL） …………92
アンモニア（NH$_3$） ……………94
シスタチンC ……………………96

2. 電解質・金属 ……………98
血清ナトリウム（Na） …………98
血清カリウム（K） ……………100
血清クロール（Cl） ……………102
血清カルシウム（Ca） …………104
リン（P） ………………………106
血清鉄（Fe） ……………………108
血清マグネシウム（Mg） ……110
亜鉛（Zn） ………………………112

3. 糖質 ………………………114
血糖（BS、GLU） ………………114

糖化ヘモグロビン（HbA1c）・116

4. 脂質 ………………………118
総コレステロール（TC） ………118
HDL-コレステロール（HDL-C）
 …………………………………120
LDL-コレステロール（LDL-C）
 …………………………………122
トリグリセリド(中性脂肪：TG)
 …………………………………124
リポタンパク ……………………126

5. 酵素 ………………………128
AST（GOT）、ALT（GPT）・・128
乳酸脱水素酵素（LDH）/LDHアイソザイム ……………………130
アルカリホスファターゼ（ALP）/
ALPアイソザイム………………132
クレアチンキナーゼ（CK）/CKアイソザイム ……………………134
クレアチンキナーゼ-MB（CK-MB）
 …………………………………136

アミラーゼ（AMY）/アミラーゼアイソザイム ……………138
リパーゼ ……………140
γ-GTP（γ-グルタミルトランスペプチダーゼ）……………142
コリンエステラーゼ（ChE）…144
トリプシン ……………146
心筋トロポニンT ……………148

6．その他 ……………150
ビタミン ……………150
ICG試験（インドシアニングリーンテスト）……………152
血液ガス/酸塩基平衡 ……………154

Part Ⅳ●免疫血清検査・輸血   157

1．自己免疫・アレルギー ……………158
リウマトイド因子（RF）……………158
抗CCP抗体 ……………160
抗核抗体（ANA）……………162
抗ミトコンドリア抗体（AMA）…164

2．血漿タンパク ……………166
CRP（C反応性タンパク）……………166
免疫グロブリン（IgG、IgA、IgM、IgD、IgE）……………168
$β_2$-ミクログロブリン（$β_2$-MG）……………170
寒冷凝集反応 ……………172
直接・間接クームス試験 ……………174

3．ホルモン ……………176
成長ホルモン（GH）……………176
ACTH（副腎皮質刺激ホルモン）……………178
TSH（甲状腺刺激ホルモン）…180
FT_3（遊離トリヨードサイロニン）/FT_4（遊離サイロキシン）…182
HCG（ヒト絨毛性ゴナドトロピン）……………184
エストロゲン（エストラジオール：E_2、エストリオール：E_3）/プロゲステロン ……………186
コルチゾール ……………188
血漿レニン活性/アルドステロン ……………190
C-ペプチド ……………192
インスリン ……………194
BNP（脳性ナトリウム利尿ペプチド）……………196
i-PTH ……………198

4．感染症 ……………200
梅毒血清反応（STS）……………200
A型肝炎ウイルス検査 ……………202
B型肝炎ウイルス検査 ……………204
C型肝炎ウイルス検査 ……………206
HIV検査 ……………208
HTLV検査 ……………210
ASO（抗ストレプトリジンO：ASLO）……………212

5. 腫瘍マーカー ……………214
腫瘍マーカー ……………………214
AFP ………………………………216
CEA ………………………………217
CA19-9 …………………………218
CA125 ……………………………219
CYFRA21-1 ……………………220
SCC ………………………………221
PIVKA-Ⅱ ………………………222
PSA ………………………………223
ProGRP …………………………224
NSE ………………………………225

6. 輸血 ……………………226
血液型検査 ………………………226
交叉適合試験 ……………………228

Part Ⅴ・細菌・微生物検査　231

血液培養検査 ……………………232
塗抹検査 …………………………234
細菌培養・同定検査 ……………236
薬剤（抗菌薬）感受性検査 ……237
尿の細菌検査 ……………………238
便の細菌検査 ……………………240
喀痰の細菌検査 …………………242
膿・穿刺液の細菌検査 …………244
結核・抗酸菌 ……………………246
MRSA/病原性大腸菌（O157など）
……………………………………248

Part Ⅵ・病理検査　251

細胞診検査 ………………………252
組織検査 …………………………253

資料 ………………………256
検査に役立つ数式 ………………257
臨床でよく使われる単位 ………264
SI単位への変換式 ………………266
索引 ………………………………267
検査値一覧 ………………………273

[資料提供] **黒木ひろみ**（聖路加国際病院看護管理室ナースマネージャー）

表紙・カバーデザイン：小口翔平（tobufune）
本文レイアウト・DTP：明昌堂

xv

項目 目次 (五十音順)

【欧文】

A

- ACTH ………………………… 178
- AFP …………………………… 216
- Alb …………………………… 82
- ALP …………………………… 132
- ALPアイソザイム ……………… 132
- ALT …………………………… 128
- AMA …………………………… 164
- AMY …………………………… 138
- ANA …………………………… 162
- APTT ………………………… 60
- ASO (ASLO) ………………… 212
- AST …………………………… 128
- ATⅢ …………………………… 72
- A型肝炎ウイルス検査 ………… 202

B

- BIL …………………………… 92
- BNP ………………………… 196
- BS …………………………… 114
- BUN ………………………… 86
- B型肝炎ウイルス検査 ………… 204

C

- Ca …………………………… 104
- CA125 ……………………… 219
- CA19-9 ……………………… 218
- CEA ………………………… 217
- ChE ………………………… 144
- CK …………………………… 134
- CK-MB ……………………… 136
- CKアイソザイム ……………… 134
- Cl …………………………… 102
- Cr …………………………… 90
- CRP ………………………… 166
- CYFRA21-1 ………………… 220
- C型肝炎ウイルス検査 ………… 206
- C反応性タンパク ……………… 166
- C-ペプチド …………………… 192

D・E・F

- Dダイマー …………………… 70
- E_2 …………………………… 186
- E_3 …………………………… 186
- ESR ………………………… 74
- FDP ………………………… 68
- Fe …………………………… 108
- Fg …………………………… 66
- FT_3 ………………………… 182
- FT_4 ………………………… 182

G・H

- GH …………………………… 176
- GLU ………………………… 114
- GOT ………………………… 128
- GPT ………………………… 128
- Hb …………………………… 48
- HbA1c ……………………… 116
- HCG ………………………… 184
- HDL-コレステロール ………… 120
- HIV検査 ……………………… 208
- HPT ………………………… 64
- Ht …………………………… 48
- HTLV検査 …………………… 210

xvi

I

ICG試験	152
IgA	168
IgD	168
IgE	168
IgG	168
IgM	168
i-PTH	198

K・L

K	100
LDH	130
LDHアイソザイム	130
LDL-コレステロール	122

M・N

MCH	52
MCHC	52
MCV	52
Mg	110
MRSA	248
Na	98
NAG	24
NH_3	94
NSE	225
Nアセチル-β-D-グルコサミニダーゼ	24

P

P	106
PIVKA-II	222
PLG	76
PLT	54
ProGRP	224
PSA	223
PT	58

R

RBC	48
RDW	50
RF	158

S・T

SCC	221
STS	200
TAT	72
TC	118
TG	124
TP	80
TSH	180
TT	62

U・W・Z

UA	88
UN	86
WBC	44
Zn	112

【和文】

あ

亜鉛	112
アミラーゼ	138
アミラーゼアイソザイム	138
アルカリホスファターゼ	132
アルドステロン	190
アルブミン	22
アンチトロンビンIII	72
アンモニア	94
インスリン	194

インドシアニングリーンテスト … 152	血清尿酸 … 88
ウロビリノーゲン … 18	血清尿素窒素 … 86
エストラジオール … 186	血清ビリルビン … 92
エストリオール … 186	血清マグネシウム … 110
エストロゲン … 186	血糖 … 114
	ケトン体 … 16

か

喀痰の細菌検査 … 242	抗核抗体 … 162
活性化部分トロンボプラスチン時間 … 60	抗菌薬感受性検査 … 237
カリウム … 100	交叉適合試験 … 228
カルシウム … 104	抗酸菌 … 246
関節液 … 40	抗CCP抗体 … 160
γ-GTP（γ-グルタミルトランスペプチダーゼ） … 142	甲状腺刺激ホルモン … 180
寒冷凝集反応 … 172	抗ストレプトリジンO … 212
寄生虫卵検査 … 28	抗ミトコンドリア抗体 … 164
胸水 … 34	骨髄検査 … 38
クレアチニン … 90	コリンエステラーゼ … 144
クレアチンキナーゼ … 134	コルチゾール … 188
クレアチンキナーゼ-MB … 136	
クロール … 102	

さ

血液ガス … 154	細菌培養・同定検査 … 236
血液型検査 … 226	細胞診検査 … 252
血液培養検査 … 232	酸塩基平衡 … 154
結核 … 246	シスタチンC … 96
血小板数 … 54	出血時間 … 56
血漿レニン活性 … 190	腫瘍マーカー … 214
血清アルブミン … 82	心筋トロポニンT … 148
血清カリウム … 100	成長ホルモン … 176
血清カルシウム … 104	赤血球恒数 … 52
血清クレアチニン … 90	赤血球数 … 48
血清クロール … 102	赤血球沈降速度 … 74
血清鉄 … 108	赤血球粒度分布幅 … 50
血清ナトリウム … 98	穿刺液の細菌検査 … 244
	総コレステロール … 118
	総タンパク … 80
	組織検査 … 253

た

- 中性脂肪 … 124
- 直接・間接クームス試験 … 174
- 鉄 … 108
- 糖化ヘモグロビン … 116
- 塗抹検査 … 234
- トリグリセリド … 124
- トリプシン … 146
- トロンビン・アンチトロンビンⅢ複合体 … 72
- トロンボテスト … 62

な

- ナトリウム … 98
- 乳酸脱水素酵素 … 130
- 尿pH … 6
- 尿酸 … 88
- 尿潜血 … 12
- 尿タンパク … 8
- 尿中Nアセチル-β-D-グルコサミニダーゼ … 24
- 尿中微量アルブミン … 22
- 尿中β_2-ミクログロブリン … 20
- 尿沈渣 … 14
- 尿糖 … 10
- 尿の細菌検査 … 238
- 尿比重 … 4
- 尿量 … 2
- 脳性ナトリウム利尿ペプチド … 196
- 脳脊髄液 … 32
- 膿の細菌検査 … 244

は

- 梅毒血清反応 … 200
- 白血球数 … 44
- 白血球分画 … 46
- ビタミン … 150
- ヒト絨毛性ゴナドトロピン … 184
- 病原性大腸菌 … 248
- 微量アルブミン … 22
- ビリルビン … 18, 92
- フィッシャー比 … 84
- フィブリノーゲン … 66
- フィブリン・フィブリノーゲン分解産物 … 68
- 副腎皮質刺激ホルモン … 178
- 腹水 … 36
- プラスミノーゲン … 76
- プロゲステロン … 186
- プロトロンビン時間 … 58
- β_2-ミクログロブリン … 20, 170
- ヘパプラスチンテスト … 64
- ヘマトクリット値 … 48
- ヘモグロビン量 … 48
- 便性状 … 30
- 便潜血反応 … 26
- 便の細菌検査 … 240

ま

- マグネシウム … 110
- 免疫グロブリン … 168

や・ら

- 薬剤感受性検査 … 237
- 遊離サイロキシン … 182
- 遊離トリヨードサイロニン … 182
- リウマトイド因子 … 158
- リパーゼ … 140
- リポタンパク … 126
- リン … 106

Part I

一般検査

1. 尿検査
2. 便検査
3. 穿刺液・採取液検査

尿量

(urine volume)

検体材料 尿

脱水状態が疑われるときや、腎機能（濃縮力など）を把握したいときに検査する

多尿（3,000mL/日以上）

- 水分代謝異常による多量水分摂取（糖尿病、高カルシウム血症、バセドウ病、尿崩症、腎性尿崩症、慢性腎不全など）
- 心因性多尿
- 急性腎不全の回復期など

基準値：500〜2,000mL/日

乏尿（400mL/日以下）

- 急性腎不全
- 脱水：水分摂取不足、下痢、嘔吐、高熱など
- 心不全

無尿（100mL/日以下）

- 腎前性無尿：出血やショックで腎血流量と糸球体濾過量が低下したもの
- 腎性無尿：糸球体障害など腎実質障害によるもの
- 腎後性無尿：腎盂尿管の閉塞をきたす疾患によるものなど

何をみる？

- 1日の尿量を測定し、排尿回数、色、浮遊物、沈殿物などをみる。

どんなとき検査する？

- 脱水状態が疑われるときや、腎機能（濃縮力など）を把握したいときに実施する。
- 電解質、特にナトリウム（Na）異常の際には、尿量が治療の目安にもなる。

注意点

- 尿量を計測する場合、開始時点で膀胱に貯留している尿は、それ以前に腎臓からつくられた尿であるため、必ず膀胱を空にしてから開始する。同じように、終了時には膀胱に貯留されている尿はそれ以前につくられた尿であるため、必ずすべてを回収する。

観察のPOiNT

- 水分摂取量との比較、排尿異常を引き起こす疾患の有無、手術との関連
- 発汗量、年齢、ストレス、排尿環境など尿量に影響を及ぼす要因との関連
- 治療薬や薬物の副作用による影響

尿比重

(specific gravity of urine)

検体材料 尿

脱水状態にあるか否かの評価をしたいとき、または、腎の希釈・濃縮力の評価をしたいときに検査する

高比重尿（1.025超：濃縮尿）
- ネフローゼ症候群
- 糖尿病
- 心不全
- 脱水（下痢、嘔吐、発汗）など

基準値：1.015～1.025

低比重尿（1.015未満：希釈尿）
- 尿崩症
- 重度の腎不全
- 慢性腎盂腎炎
- 利尿薬投与時など

● 何をみる？ ●

- 尿比重とは、尿中の水と水以外の割合を示したものをいう。
- 尿には老廃物が含まれているため、その比重は水よりもやや高値となる。そのため、尿中における水分と水分以外の割合である尿比重を調べることで、腎機能などの状態を推測することができる。

どんなとき検査する？

- 脱水状態にあるか否かの評価をしたいときや、腎の希釈・濃縮力の評価をしたいときに実施する。

他の検査との関連

- 必ず尿量との関連をみながら判断する。尿量が異常に少なくても、尿比重が十分に高ければ、腎が尿を最大に濃くし、水分が必要以上に排出しないように対処していると判断できる。

観察のPOiNT

- 高比重や低比重になる可能性のある疾患の症状についても観察し、原疾患の治療との関連において検査値の経過を観察する。
- 水分摂取量と排尿量のバランスを確認する。適切な水分量を摂取できるように促すほか、電解質補給を目的に輸液を行う場合もある。水分の喪失が多い場合には、それに見合った水分補給ができているか確認する。

Memo

尿pH

(pH of urine)

検体材料 尿

尿がアルカリ性か酸性かを調べ、体内の酸塩基平衡をある程度把握することができる

高

アルカリ尿（7.5超）
- 尿路感染症
- 代謝性アルカローシス
- 尿路結石症の一部など

基準値：4.5〜7.5

酸性尿（4.5未満）
- 糖尿病によるIV型腎尿細管障害
- 痛風
- 代謝性・呼吸性アシドーシス
- アルコール中毒など

低

● 何をみる？ ●

- 尿がアルカリ性か酸性かを調べる検査で、体内の酸塩基平衡をある程度把握することができる。
- 健常であれば尿pHは通常は弱酸性となるが、摂取した食物や運動などによって大きく変動する。

● どんなとき検査する？ ●

- 身体のpHを司る臓器は腎臓と肺であるため、アシドーシスやアルカローシスの際に、その原因を探るために、腎臓の尿

酸性化能と呼吸状態を同時に評価する。

他の検査との関連

- 血液ガス検査、尿電解質（Na、K、Cl など）と併せて病態生理を推測する。
- 細菌尿ではウレアーゼが尿素を分解してアンモニア（NH_3）を産生し、アルカリ性となる。

観察のPOiNT

・尿pHは、激しい運動や動物性食品の多量摂取により酸性に、植物性食品の摂取後はアルカリ性に傾く。アセスメントを行う際は、他の検査や症状、日常生活を踏まえる。

COLUMN　"紫色尿バッグ症候群"発症のメカニズム

尿道カテーテルを用いた場合、蓄尿袋が紫色に変化することがあるが、これは下記の機序によるもので、特別な治療は要しない。

糞便中のトリプトファンが腸内細菌によりインドールに分解

↓

インドールが腸管から吸収され肝臓に到達し、硫酸抱合されて水溶性のインジカンに変化

↓

インジカンが尿に排泄され、尿中細菌（特にスルファターゼやウレアーゼを有する細菌）と反応

酸素濃度が高い場合	酸素濃度が低い場合
インジゴ（インジゴブルー）に変化、蓄尿袋の表面に付着	インジルビン（インジゴレッド）に変化、蓄尿袋に溶け込む

紫色（青色）を呈する

尿タンパク

(urinary protein)

検体材料 尿

尿タンパクは、腎や尿管などに異常があると出現する

■タンパクの種類と疾病[1]

	タンパクの種類	疾病
腎前性タンパク	アルブミン、$α_1$-糖タンパクなど	急性感染症（発熱）、静脈うっ血など
	ヘモグロビン	溶血性貧血
	ミオグロビン	骨格筋の障害
	ベンスジョーンズタンパク	多発性骨髄腫など
腎性タンパク	アルブミン、$α_1$-糖タンパクなど	糸球体腎炎、ネフローゼ症候群、糖尿病性腎症、腎不全、痛風腎
	$β_2$-ミクログロブリン、$α_1$-ミクログロブリンなど	重金属中毒、急性尿細管壊死、ネフローゼ症候群、流行性出血熱、溶血性尿毒症症候群
腎後性タンパク	アルブモーゼ、酢酸体、ムチンなど類タンパク	尿路感染症、尿路結石、尿路腫瘍、前立腺疾患

陽性

基準値
定性：陰性（−）
定量：150mg/日未満（蓄尿）

何をみる？

- 尿タンパクとは、尿中に排泄されるタンパクのこと。通常は糸球体で濾過され、尿細管で再吸収されるため、尿中にタンパクはごく微量にしか出現しないが、疾患などによって尿中にタンパクが漏れ出ることがある。
- 尿タンパクには運動性タンパク尿、起立性タンパク尿など、病的ではない一過性の尿タンパクがあることに留意しておく。

どんなとき検査する？

- 腎疾患や尿管などに異常があると尿タンパクが出現するため、それらの臓器に疾患が疑われたときは重要な指標となる。
- 定性検査で陽性であれば、定量検査を実施する。

観察のPOiNT

- 慢性腎臓病（CKD[*1]）は自覚症状がなく、徐々に発症することが多いため、タンパク尿発生の時期と経過について情報収集し、全身状態と随伴症状について観察する。

全身症状	体重、水分摂取量、腹囲、血圧、貧血、倦怠感、易感染、食欲不振など
随伴症状	顔面紅潮、関節痛、腹痛、血尿、浮腫など

---

*1) CKD: chronic kidney disease
文献1) 栗原 毅監修：パッと引けてしっかり使える検査値の読み方ポケット事典. 成美堂出版, 東京, 2009：19.

尿糖

(urine sugar)

検体材料 尿

多くは、糖尿病のスクリーニング検査として実施される

陽性

血糖値も高値
- 糖尿病
- クッシング症候群
- ステロイド薬投与時など

血糖値は正常
- 腎性糖尿
- ファンコニー症候群
- 妊娠
- 薬物中毒など

基準値
定性：陰性（ー）
定量：100mg/日以下（蓄尿）

● 何をみる？ ●

- 尿糖とは、尿中に出現する糖のことを指す。
- ブドウ糖は健常者でも尿中にごく微量に存在するものの、糸球体で濾過された糖はほぼ100%近位尿細管で再吸収される。

● どんなとき検査する？ ●

- 尿糖が陽性となる疾患で典型的なものが糖尿病であることか

ら、糖尿病のスクリーニング検査として実施されることが多い。また、血糖値が正常にもかかわらず尿糖値が高い腎性糖尿の診断の補助として用いる。

● **他の検査との関連** ●

- 血糖値との関連をみる。

観察のPOiNT

排尿状態・尿検査の結果	尿量、尿回数、尿の性状［尿比重、尿pH］、尿ケトン体など
糖尿病の随伴症状	口渇、多飲、多食、浮腫、体重減少、全身倦怠感、皮膚乾燥、易感染など

Memo

尿潜血

(urine occult blood)

検体材料 尿

尿中に存在する赤血球、ヘモグロビン、ミオグロビンを検出するために行う

陽性

赤血球・ヘモグロビン尿（血尿出現）

- 腎・尿路系の炎症（急性・慢性腎炎、膀胱炎、尿道炎）
- 尿路結石
- 腫瘍（腎腫瘍、尿管腫瘍、膀胱腫瘍、前立腺がん）など

ヘモグロビン尿

- 不適合輸血
- 溶血性貧血など

ミオグロビン尿

- 心筋梗塞など
- 横紋筋解離症

基準値：定性：陰性（－）

何をみる？

- 尿中に存在する赤血球（RBC[*1]）、ヘモグロビン（Hb[*2]）、ミオグロビン（Mb[*3]）を検出するための検査である。
- 腎臓や尿管、膀胱に異常がある場合、尿中に赤血球が混入す

るため異常値となる。
- 肉眼で明らかに血尿が認められるものを「肉眼的血尿」と呼ぶが、尿潜血では肉眼では確認できない「顕微鏡的血尿」を確認するために行う。

他の検査との関連

- 慢性腎臓病（CKD）患者では必ず尿定性、尿沈渣をみる。タンパク尿＋血尿であれば糸球体腎炎の可能性が高くなる。
- 腎疾患以外で尿潜血を呈する場合は、尿路結石、悪性腫瘍を考え、尿細胞診など、精査を検討する。

注意点

- 女性の場合は月経血が混入していないかなどの確認をする。また、ビタミンC（アスコルビン酸）やテトラサイクリン系の抗菌薬の摂取では、出血があっても偽陰性になることがあるため、検査前日からビタミンCを多く含む飲食物を摂取しない。

観察のPOiNT

・疼痛、排尿困難感、排尿時痛、残尿感、発熱などの随伴症状

---

*1) RBC：red blood cell
*2) Hb：hemoglobin
*3) Mb：myoglobin

尿沈渣
(urinary sediment)

検体材料 尿

尿タンパク、尿潜血が陽性の場合、もしくは腎・尿路疾患が疑われる場合に検査する

異常

赤血球多数出現
- 急性・慢性腎炎、腎結石、腎腫瘍、尿路結石、尿道炎、尿路腫瘍など

白血球多数出現
- 尿道炎、膀胱炎、腎盂腎炎など

上皮細胞
- 膀胱炎、尿道炎、膀胱がん、尿道がん、尿細管上皮では急性尿細管障害など

円柱
- 急性・慢性腎炎、腎盂腎炎、ネフローゼ症候群、急性尿細管障害など

結晶
- 腎結石、急性肝炎、痛風など

基準値
赤血球：1視野に5個以内
白血球：1視野に5個以内
上皮細胞：1視野に少数
円柱：1視野に0個
結晶：1視野に少量

● 何をみる？ ●

- 尿を顕微鏡で観察し、赤血球、白血球、上皮細胞、円柱、結晶などを調べる検査。

● どんなとき検査する？ ●

- 尿タンパク、尿潜血が陽性の場合、もしくは胃・尿路疾患が疑われる場合に行う。
- 尿定性の異常の有無にかかわらず、慢性腎臓病（CKD）や急性腎障害（AKI[*1]）では、尿定性・沈渣をほぼ同時に行う。

● 注意点 ●

- 尿採取後、1時間以内の新鮮尿でみる。時間をおいてしまうと所見自体が不正確となるので注意する。
- 清潔に採尿した尿で検査する。特に女性の尿は、外陰部、腟などの分泌物中より多数の白血球、上皮細胞、細菌などが混入することが多いため、外陰部をよく清拭した後に放尿し、出始めの尿と終わりの尿を捨て、中間尿を採取するよう指示する。月経時の尿沈渣検査は無意味である。

観察のPOiNT

排尿状態	排尿回数、1回排泄量、排尿時間と間隔、尿の性状、排尿時のトラブルなど
腎尿路疾患の随伴症状	叩打痛、排尿困難感、排尿時痛、残尿感、発熱、腹部膨満感、浮腫など

*1）AKI：acute kidney injury

ケトン体
(urine ketone bodies)

検体材料　尿

糖尿病のスクリーニングとして、また、糖尿病治療中は治療効果の判断基準として行う

陽性 ↑↓
- 糖尿病（特に糖尿病ケトアシドーシス）
- 飢餓（糖質不足）
- 重度の脱水症
- 消化吸収障害など

基準値：定性：陰性（－）

何をみる？

- ケトン体は一般に「アセトン体」とも呼ばれるが、正式にはアセト酢酸、β-ヒドロキシ酪酸、アセトンの総称である。
- 何らかの異常によって糖分を正しく消費できなくなると、エネルギー源が消費できないために生命活動を維持できなくなる。そのとき、糖の代用品として肝臓から産生されるのがケトン体である。
- 健常であればケトン体は体内にほとんど存在せず、ケトン体が存在することは何らかの疾患があることを意味する。その代表的な疾患が糖尿病である。

どんなとき検査する？

- 糖尿病などで糖代謝が低下するとケトン体が産生されることから、糖尿病のスクリーニングとして実施する。また、糖尿病治療を行っている場合は、治療効果が上がっているか否か

の判断基準の1つとしても利用する。

他の検査との関連

- 糖尿病ケトアシドーシスは緊急性が高く、致死的な状態になり得るため注意が必要である。糖尿病性ケトアシドーシスを疑った場合は、血液ガス検査にて代謝性アシドーシスの有無を調べる。

注意点

- 臨床で最も用いられる検査法は試験紙法で、この場合、採尿時は必ず排尿後2時間以内の新鮮尿を用いる。

観察のPOiNT

- 長期の絶食状態や脂肪食の過剰、脱水症など、食事摂取の状況に影響を受けるため、食事状況や水分摂取状況も確認する。尿中のケトン体が陽性の場合、血糖値や血中のケトン体などの検査が行われることが多い。

Memo

ビリルビン、ウロビリノーゲン
(bilirubin, urobilinogen)

| 検体材料 | 尿 |

肝・胆道系障害のスクリーニング、経過観察のために行う

異常

ビリルビン、ウロビリノーゲンともに異常
- 肝細胞性黄疸（急性肝炎、肝硬変、薬物性肝障害）

ビリルビンのみ異常
- 閉塞性黄疸（肝腫瘍・結石、胆道閉塞）

ウロビリノーゲンのみ異常
- 溶血性黄疸（溶血性貧血、悪性貧血）

基準値
ビリルビン：定性：陰性（−）
ウロビリノーゲン：±〜1＋（弱陽性）

何をみる？

- ビリルビンは胆汁色素の主成分で、血中に異常に増加すると黄疸をもたらす。
- ウロビリノーゲンは、腸でビリルビンが腸内細菌によって還元された無色の物質である。
- ウロビリノーゲンの大部分は便によって排出される。一部は血中へと流れ、腎を通過した後に尿にわずかに（0.5〜2.0mg/日）排出される。

- ウロビリノーゲンは肝機能障害や体内ビリルビンの生成亢進（内出血や血管内溶血など）などで増量する。

どんなとき検査する？

- 尿中のビリルビン、ウロビリノーゲンの試験は、肝・胆道系障害のスクリーニング、経過観察のために行う。

注意点

- 尿ビリルビンは光により容易に分解されるため、新鮮尿で検査する。
- 尿ウロビリノーゲンは日内変動が大きいのが特徴で、夜間と午前中は少ないものの、午後2～4時ごろに最も高値となる。そのため、採取する時間を一定にする必要がある。

観察のPOiNT

全身症状	黄疸の程度、眼球結膜の黄染、倦怠感、瘙痒感、発熱、食欲不振など
便、尿の性状	便色、尿色

Memo

尿中β₂-ミクログロブリン
（β₂-microglobulin）

検体材料　尿

腎尿細管障害が疑われたときに行う検査で、早朝尿ではなく、新鮮尿を用いるのが望ましい

高
- 尿細管障害
- 悪性腫瘍
- 肝障害
- 腎不全
- 自己免疫疾患
- 尿毒症
- ファンコニー症候群など

基準値：300μg/L以下（随時尿）

何をみる？

- $β_2$-ミクログロブリン（$β_2$-MG）は微量ながら、血液、唾液、乳汁、髄液などに存在する低分子タンパクである。
- 腎糸球体を自由に通過でき、近位尿細管で99.9％以上が再吸収されて異化される。
- 尿細管に何らかの障害があると再吸収されず、尿中$β_2$-MG値が高くなる。

どんなとき検査する？

- 腎尿細管障害が疑われたときに実施する。

● 他の検査との関連 ●

- 尿中 β_2-MG が上昇した場合、血中 β_2-MG の測定を検討する必要がある。尿中に加え血中 β_2-MG の上昇を認める場合は、骨髄腫や悪性リンパ腫などを疑う。

注意点

- 酸性尿だと正確な値が出ないため、早朝尿ではなく、新鮮尿を用いるのが望ましい。
- 新鮮尿でない場合は、pHに影響を受けにくい尿中 α_1-ミクログロブリンで代用可能である。

観察のPOiNT

全身症状	血圧、浮腫の有無、水分出納
排尿状態	排尿回数、尿量、尿の性状（色、血尿の有無）

・薬剤性（抗菌薬、抗がん剤など）の尿細管の障害もあるため、服薬中の薬剤の種類を確認しておく。

Memo

尿中微量アルブミン

(urine albumin)

検体材料 尿

糖尿病の腎障害の早期発見、二次性腎疾患、原発性腎疾患の腎糸球体障害の指標として行う

高 ↑
- 糖尿病性腎症
- 動脈硬化
- 尿路系異常（膀胱炎、前立腺炎など）など

基準値
30mg/日以下（蓄尿）
30mg/L未満、27mg/g・Cr未満（随時尿）

● 何をみる？ ●

- 尿中のごく微量のアルブミン（Alb）を測定する検査。
- 糖尿病の3大合併症は「神経障害」「網膜症」「腎症」であるが、そのうち糖尿病腎症は、早期段階から尿中にAlbが排泄されるものの、通常の尿検査では検出することができず陰性と判断されてしまう。そこで有効となる検査が微量アルブミンの測定で、30～300mg/日あれば「微量アルブミン尿」の状態にあると判断される。

● どんなとき検査する？ ●

- 糖尿病の腎障害の早期発見、二次性腎疾患、原発性腎疾患の腎糸球体障害の指標である。
- 微量アルブミンは血管内皮細胞の障害も反映しており、心血

管系疾患のリスク要因としても知られている。

● **注意点**

- 微量アルブミンは日内変動が大きく、妊娠中や生理中でも変動する。特に過度な運動後に高値となりやすいため、落ち着いた状態のときに尿を採取する。

観察のPOINT（糖尿病性腎症の場合）

全身症状	全身倦怠感、悪心・嘔吐、浮腫の有無、体重増加、血圧、水分出納
排尿状態	排尿回数、尿量、尿の性状
神経症状	手足のしびれ、神経障害、こむらがえりなどの有無
糖尿病の程度	血糖値、インスリンの使用、経口糖尿病薬の服薬状況

Memo

尿中Nアセチル-β-D-グルコサミニダーゼ(NAG)

(NAG：N-acety-β-D-glucosaminidase)

検体材料 尿

主に尿細管障害や腎の異常の早期発見に用いられる検査で、腎障害を疑う場合は腎機能を同時に評価する

高
- ネフローゼ症候群
- 急性・慢性腎不全
- 糸球体腎炎
- 間質性腎炎
- 糖尿病性腎症など

基準値
1.8～6.8U/日（蓄尿）
1.0～4.2U/L、1.6～5.8U/g・Cr（随時尿）

低
- 臨床的意義は低い

何をみる？

- 尿中Nアセチル-β-D-グルコサミニダーゼ（NAG）は酵素の1つで、前立腺と腎臓にあり、なかでも近位尿細管に多く存在する。
- 分子量が大きいため、健常者の場合には尿中にNAGはほとんど出ない。
- NAGが尿中に出現するのは、糸球体・腎・尿細管障害時などだが、特に多いのは近位尿細管障害時である。

どんなとき検査する？

- 主に尿細管障害や腎の異常の早期発見に用いる。また、モニタリングとしても有用で、腎移植後、薬物による腎・尿細管障害時の経過観察にも用いる。

他の検査との関連

- 近位尿細管の破壊を示すマーカーであるため腎障害を疑う場合は、腎機能（BUN[*1]、Cr[*2]）を同時に評価する必要がある。

注意点

- 尿中NAGの活性には日内変動があり、朝が高く、昼〜夜中に低値となる。常温保存では数日で活性が低下するため、冷蔵、冷凍で保存するか、早朝尿を検体材料とすることが多い。
- 酸性尿（pH4.0以下）、アルカリ尿（pH8.0以上）のときは低値となることがある。

観察のPOiNT（慢性腎不全の場合）

バイタルサイン	高血圧、呼吸困難感、不整脈、体温
全身症状	水分出納、体重、浮腫、食欲不振、悪心・嘔吐、倦怠感、脱力感、貧血症状
排尿状態	排尿回数、尿量、尿の性状（色、血尿の有無）、乏尿をきたした時期
服薬中の薬物の種類	腎機能低下症には減量が必要な禁服薬がある（抗不整脈薬、抗菌薬など）

[*1] BUN：blood urea nitrogen [*2] Cr：creatinine

便潜血反応

(fecal occult blood test)

検体材料　便

消化管出血を疑うときに施行するもので、化学法と免疫法がある

陽性 ↕

食道〜十二指腸
- 食道炎、食道潰瘍、食道がん、胃潰瘍、胃がん、急性胃粘膜病変など

小腸〜肛門
- クローン病、大腸がん、大腸ポリープ、潰瘍性大腸炎、過敏性大腸炎、内・外痔核、痔瘻など

基準値：陰性（−）

● 何をみる？ ●

- 口から肛門までの消化管のいずれかの箇所で出血があると便に血液が混ざる。微量の血液を検出するために行うのが便潜血反応である。
- 便潜血反応には化学法と免疫法がある。

● どんなとき検査する？ ●

- 消化管出血を疑うときに施行する。現在は糞便中のヒト由来のヘモグロビン（Hb）に特異的な反応を示す免疫法が主流である。

他の検査との関連

- 免疫法は、下部消化管出血のスクリーニング検査として広く用いられる。上部消化管の出血では、胃液により消化されて、Hbの抗原性が失われるため免疫法では陰性となる。
- 免疫法による便潜血陽性者には、下部消化管出血を考えて、大腸内視鏡検査を計画する。

注意点

- 免疫法の場合、検体の保存状態が不良だと抗原性が失われ、偽陰性を呈することも起こりうるため、必ず専用容器に保存し、2日以内に提出する。

観察のPOiNT

全身症状	バイタルサイン、貧血症状、歯肉出血の有無、痔出血の有無
消化器症状	胃部不快、腹痛、腹部膨満感、腹部緊満など
排便状態	便の太さ、残便感、便秘、下痢、タール便の有無など
他の検査との関連	Hb、炎症反応など

寄生虫卵検査

(fecal helminth egg test)

検体材料 便

> 旅行者下痢症の鑑別の際に行う検査で、下痢便でも普通便でもよい

■検査法と寄生虫卵[1]

検査法	寄生虫卵
直接塗抹法	回虫卵
浮遊法	鉤虫卵、東洋毛様線虫卵（比重の低い虫卵）
沈殿法	吸虫卵、鞭虫卵（比重の高い虫卵）
セロファンテープ法	鞭虫卵、無鉤条虫卵、有鉤条虫卵

● 何をみる？ ●

- 便中の寄生虫卵の有無を調べる。

● どんなとき検査する？ ●

- 旅行者下痢症の鑑別の際に用いることが多い。アメーバ症、ジアルジア症（ランブル鞭毛虫症）を考慮した際にも行う。

● 注意点 ●

- 下痢便でも普通便でも検査には支障がない。

観察のPOiNT

日常生活	生活地域や環境、渡航歴の有無、食事摂取状況、衛生状況
全身症状	栄養状態
排便状態	便の性状、肛門周囲の瘙痒感など
駆虫薬	内服状況の確認

COLUMN　便培養に何枚培地必要か？

便培養は細菌性腸炎の起因菌同定に重要な検査であるが、起因菌ごとに特別な培地や培養条件が必要とされるため、想像以上に手間と費用がかかる。ある検査室に何も起因菌を想定せずに便培養を依頼した場合、例えば、
・病原性大腸菌：ソルビトール加マッコンキー寒天培地
・サルモネラ、赤痢菌：S-S寒天培地
・腸炎ビブリオ：TCBS培地
・カンピロバクター：スキロー培地、微好気条件42℃培養、3日間
・エルシニア：エルシニア選択培地、30℃培養
といった具合に、同時に5枚の培地を用いて培養を行わなくてはならない。詳しい菌名同定や感受性試験などを行う場合は、さらに費用がかかる。それゆえ、便培養依頼にあたっては、摂食歴などの情報を十分聴取したうえで、できる限り目的菌を絞って依頼するように心がける。

文献1）江口 正信：検査値早わかりガイド改訂・増補3版. 医学芸術社, 東京, 2009：48.

便性状

(stool condition)

検体材料 便

タール便、血便、灰白色便、形状が細い、兎糞状便などをみる

■便の性状と考えられる疾患名

便の状態	疾患名
タール便	胃がん、胃・十二指腸潰瘍、食道静脈瘤、急性胃粘膜病変
血便	大腸がん、直腸がん、大腸炎、潰瘍性大腸炎
灰白色便	胆道閉塞、重症肝炎、胆石症、胆管がん
形状が細い	大腸がん、直腸がん
兎糞状便	過敏性腸症候群など

● 何をみる？

- 便の形や硬さ、色調や付着物から、腸管の消化・吸収・分泌の状態、腸蠕動、狭窄、出血や炎症、胆汁色素排泄の状況を判定する。
- 顕微鏡レベルの検査では食物残渣や異常産生物（粘液、膿、血液、結石、組織成分、結晶など）の有無などを検査する。

● どんなとき検査する？

- タール便、血便、灰白色便、形状が細い、兎糞状便のときなどに検査を行う。

● 他の検査との関連 ●

◎タール便
- 黒色便ともいう。上部消化管（食道、胃、十二指腸）などでの出血が酸化されることにより、黒色を呈する。なお、鉄剤の内服者でも黒色便が出るので注意が必要である。

◎血便
- 便に赤い血が混じった状態で、下部消化管である大腸の病変および痔核で起こる。

◎灰白色便
- 胆石や胆嚢がんなどの胆汁の分泌障害で症状が起こる。また、膵臓の炎症によるアミラーゼ分泌障害でも白色を呈することがある。

◎形状が細い
- 大腸がん、直腸がん、門脈狭窄などで起こる。

◎兎糞状便
- 過敏性腸症候群をはじめとした便秘症で起こる。

観察のPOiNT

全身症状	黄疸、倦怠感など
排便状態	便秘や下痢、排便回数、量、便色、痔など
腹部症状	腹痛、腹部膨満感、腸蠕動音など

脳脊髄液
(cerebrospinal fluid)

検体材料　髄液

髄膜炎、脳炎などの中枢感染症や、自己免疫性炎症性神経疾患、悪性腫瘍の髄膜浸潤を疑うときに検査する

異常とその原因

液圧
- 上昇：髄膜炎、脳炎、脳浮腫
- 下降：重症の脱水状態、クモ膜下腔の閉塞

性状
- 混濁：髄膜炎
- 血性：クモ膜下出血、脳出血
- 黄色：クモ膜下出血で数時間以上経過したもの

細胞数／種類
- リンパ球増加：髄膜炎（ウイルス性、結核性など）
- 好中球増加：化膿性（細菌性）髄膜炎

総タンパク量増加
- 髄膜炎、脳出血、脳腫瘍、脊髄腫瘍など

糖
- 増加：高血糖
- 減少：髄膜炎、がん性髄膜炎

クロール減少
- 髄膜炎

基準値
液圧：60〜150mmH$_2$O
性状：無色、水様透明
細胞数／種類：0〜5/μL、リンパ球70%・単球30%
総タンパク量：15〜45mg/dL
糖：45〜85mg/dL
クロール：120〜130mEq/L

何をみる？

- 脳脊髄液は、脳室と脊髄のクモ膜下腔に存在する無色透明な液で、成人の場合、約500mL/日ほど産生されている。
- 脳や髄液に異常があると、髄液の性状や液圧などが変化する。

どんなとき検査する？

- 髄膜炎、脳炎などの中枢感染症を疑うときや、ギラン・バレー症候群、多発性骨髄腫に代表される自己免疫性炎症性神経疾患、また悪性腫瘍の髄膜浸潤を疑うときに施行する。
- 軽微なクモ膜下出血が考えられるときにも、髄液への血液の混入をみるために施行する。

注意点

- 検体は約1mLずつスピッツに分け、1本目は細菌培養検査、2本目は生化学、3本目は細胞数、4本目はその他検査（悪性腫瘍の浸潤を疑った場合の細胞診など）に提出する。
- 検体採取では、患者の姿勢の保持に注意する。
- 髄液糖の評価は血糖と比較して行うため、血糖の測定も同時に行う。採取した髄液はすみやかに検査室に届ける。

観察のPOINT（腰椎穿刺後）

- 検査後の安静の時間は医師の指示による。通常1～2時間は水平仰臥位でベッド上安静とする。
- バイタルサイン、低髄液圧症状（頭痛、嘔吐、めまい、など）、穿刺部の疼痛、出血、髄液の漏れを観察する。

胸水

(pleural effusion)

| 検体材料 | 胸水 |

「漏出性胸水」は、心不全、腎不全、肝不全などの全身疾患を示唆する。「滲出性胸水」では腫瘍や肺炎などの疾患が示唆される

異常とその原因

漏出性（全身性）

- うっ血性心不全、腎不全、肝不全、低アルブミン血症、上大静脈症候群など

滲出性（局所的）

- 腫瘍性、感染症（肺炎、胸膜炎）、呼吸器疾患（アスベスト、サルコイドーシス）、食道疾患（食道破裂、膵臓疾患）、自己免疫疾患（関節リウマチ、全身性エリテマトーデス［SLE[*1]］など）など

その他

- 膿胸、血胸、乳び胸などの特殊な状況（膿胸であれば胸水pH≦7.1や糖＜40mg/dLが重要な所見となる。膿胸はチェストチューブを挿入し、ドレナージが必要な疾患である）など

基準値：成人の健常者でごく少量存在する

● 何をみる？ ●

- 胸水とは、胸膜腔に存在する液体のことを指し、健常者でも

少量存在する。産生と吸収の均衡が崩れると胸水が貯留する。
- 胸水の成り立ちとして、静水圧と浸透圧のバランスが崩れ、胸水が漏れ出てくる状態を「漏出性胸水」といい、心不全、腎不全、肝不全などの全身疾患を示唆する。一方で、局所的に炎症や腫瘍によって産生が増加し胸水が生じる状態を「滲出性胸水」といい、これは腫瘍や肺炎などの疾患を示唆する。

どんなとき検査する？

- 原因不明の胸水を認めたときに実施する。

注意点

- 検査中〜検査後の安静が必要であるため、患者にはあらかじめ排尿・排便を促す。
- 穿刺部位に応じた体位を保持できるよう、枕やオーバーテーブルを用い整える。

観察のPOiNT

胸水の量	性状、色調、臭気
呼吸状態	呼吸音の減弱・消失、SpO_2や動脈血ガス分圧、呼吸困難、咳嗽の有無
気胸の症状	胸痛、呼吸困難、乾性咳嗽、発熱など
水分出納バランス	——
体重の変化	——

*1) SLE：systemic lupus erythematosus

腹水
(ascites)

検体材料　腹水

腹水と血清アルブミンとの比較が重要である

異常とその原因

漏出性（全身性）
- うっ血性心不全、ネフローゼ症候群、肝硬変

滲出性（局所的）
- 腫瘍性、腹膜炎、胆嚢炎、膵炎

基準値：成人の健常者でごく少量存在する

何をみる？

- 腹腔内に異常に貯留した液体のことを指す。健常者でも存在するが、なんらかの疾患によって静脈圧や門脈圧などの変化が起こることで腹水が生じるとされる。

どんなとき検査する？

- 感染性腹水かどうかの診断目的、原因不明時の精査目的、出血の有無を確認する場合などに施行する。

他の検査との関連

- 腹水とアルブミン（Alb）との比較が重要である。
- 重要な式にSAAG（serum-ascites albumin gradient）［血清アルブミン－腹水アルブミン］がある。「SAAG≧

1.1g/dL」であれば門脈圧が亢進して腹水が漏れ出ている状況といえ、肝硬変、アルコール性肝炎、うっ血性心不全、収縮性心膜炎などが考えられる。「SAAG＜1.1g/dL」の場合は、がん性腹膜炎、結核性腹膜炎、膵炎、ネフローゼ症候群などが考えられる。

注意点

- 培養提出する場合には清潔操作を行う必要がある。腹水穿刺を行う場合は、アスピレーションキットの固定に十分注意する。
- 腹水を急速に穿刺すると、血圧の低下を認めたり、肝硬変患者であれば肝性脳症の増悪につながることがあるため、穿刺の速度・量には注意を要する。

観察のPOiNT（腹水貯留患者）

- 腹部緊満、腹部膨満感の有無、程度
- 悪心・嘔吐、食欲不振の有無
- 呼吸困難の有無（腹水貯留に伴い、横隔膜が圧迫・挙上され呼吸困難が生じやすい）
- 浮腫の有無、程度
- 水分出納バランス、腹囲や体重の変化

Memo

骨髄検査
(bone marrow biopsy)

検体材料 | **骨髄**

血液検査異常や悪性腫瘍の浸潤が疑われるときに行う

高 ↑

有核細胞数の増加
- 急性白血病、骨髄異形成症候群、慢性骨髄性白血病

巨核球数の増加
- 特発性血小板減少性紫斑病、慢性骨髄増殖性疾患

基準値
有核細胞数：100〜250×10³/μL
巨核球数：50〜150/μL

低 ↓

有核細胞数の減少
- 再生不良性貧血、低形成性白血病など

● 何をみる？ ●

- 骨髄とは、骨の中心部に存在するやわらかい組織で、白血球や赤血球などの血球を産生する、いわゆる造血組織である。
- 評価の際は、白血球、赤血球、血小板の値が全部減少しているのか、一部減少しているのか、また一部増加しているのかに注目する。

どんなとき検査する？

- 血液検査異常や悪性腫瘍の浸潤が疑われるときに施行する。
- 汎血球減少や血液成分に異常が認められる場合など、血液異常の診断や病態把握目的、また結核など一部の感染症の診断を目的に行う。

注意点

- 塗抹標本は凝固するのでただちに作成する必要がある。
- 苦痛を伴う検査であるため、穿刺に伴う患者の不安に配慮し、検査の目的や方法を説明し、理解を得る。
- 検査後は30～60分のベッド上安静が必要であるため、患者にはあらかじめ排尿・排便を促す。

観察のPOiNT

- 検査後は、穿刺部の疼痛、出血、血圧低下などのショック症状に注意する。特に出血傾向のある患者は穿刺部の圧迫固定に留意し観察する。
- 骨髄検査を必要とする患者の観察は、血球数、血液像、出血時間などの各種データのほか、貧血症状、出血傾向、感染徴候についてみる。

関節液
(synovial fluid)

検体材料　関節液

関節の腫脹や疼痛を認めたときに化膿性（細菌性）、非化膿性、結晶性（痛風、偽痛風）、外傷性関節炎などの鑑別のために検査する

異常とその原因

色調
① 透明～黄色：変形性関節症など
② 不透明～半透明：関節リウマチ、痛風など
③ 不透明～黄（緑）色：化膿性関節炎

白血球数
① 200～2,000/μL：変形性関節症、外傷性関節炎など
② 2,000～50,000/μL：関節リウマチ、痛風など
③ 50,000/μL以上：細菌感染性関節炎、結核性関節炎、ウイルス性関節炎など

基準値
色調：淡黄色
透明度：透明
粘稠性：強度の粘稠
白血球数：200/μL以下

● 何をみる？ ●

- 関節液は「滑液」とも呼ばれ、関節の骨と骨の間にある透明の粘性の液体で、関節軟骨を覆って潤滑液の作用をもっている。
- 潤滑液の作用があるのは、関節液成分の1つであるヒアルロン酸が、高い粘性を有していることによる。

● どんなとき検査する？ ●

- 関節の腫脹や疼痛を認めたときに、化膿性（細菌性）、非化膿性、結晶性（痛風、偽痛風）、外傷性関節炎などを鑑別するため施行する。

● 他の検査との関連 ●

- 関節液のグラム染色、細菌培養、および白血球数、糖の値を測定することによって鑑別を行う。

観察のPOiNT（穿刺後）

・検査後は、穿刺部の疼痛、出血、感染徴候に注意し観察する。

全身症状	発熱、全身倦怠感、易疲労感
関節の症状	疼痛、腫脹、熱感、運動制限、関節変形

Part II

血液検査

1. 血球数算定・血液像
2. 凝固・線溶系

白血球数（WBC）

(WBC：white blood cell)

検体材料　血液

感染症や血液疾患などを含め、さまざまな疾患、病態にて異常値を示す。日常診療に必要不可欠な検査である

高
- 肺炎、扁桃炎、急性虫垂炎などの感染症
- 白血病
- 心筋梗塞
- アレルギー性皮膚炎などのアレルギー疾患など

基準値
成人：4,000〜8,000/μL
小児：5,000〜13,000/μL
幼児：5,000〜18,000/μL
新生児：9,000〜30,000/μL

低
- 重症敗血症
- 再生不良性貧血
- 全身性エリテマトーデス（SLE[*1]）
- 抗がん剤投与など

何をみる？

- 白血球（WBC）は異物や細菌を取り入れ、消化分解する作用がある。炎症性疾患などが起こると白血球数も増加する。
- 白血球減少時は化学療法後の骨髄抑制による影響や、血液疾患、膠原病、薬物の影響などを考える必要がある。

[*1] SLE：systemic lupus erythematosus

どんなとき検査する？

- 白血球数は、感染症や血液疾患など、さまざまな疾患、病態で異常値を示すため、日常的に検査する。

他の検査との関連

- 白血球には、好中球、リンパ球、好酸球、単球、好塩基球がある。白血球数の増加、減少時には白血球分画を確認する。
- 白血球増加症では、感染を示唆する可能性が高い。C反応性タンパク（CRP[*2]）や赤血球沈降速度（ESR[*3]）などの検査項目も合わせて判断する。
- 白血球数減少症では、赤血球、血小板の値にも注目する。

注意点

- 激しい運動や入浴直後、食直後などには一時的に増加するため、安静時や食前に採血を行うことが望ましい。

観察のPOiNT

増加	①バイタルサイン ②炎症徴候（発赤、腫脹、熱感、疼痛） ③感染経路 ④出血の有無と程度
減少	①バイタルサイン ②感染症の徴候（発熱、咳など） ③薬物使用の有無と種類（抗がん剤、抗菌薬など） ④放射線治療の内容と障害の程度

*2) CRP：C-reactive protein　*3) ESR：erythrocyte sedimentation rate

白血球分画
(white blood cell differentiation)

検体材料　血液

白血球数の増加、減少が認められたときに検査する

増 ↑

好中球
- 細菌感染症、白血病、心筋梗塞、外傷、熱傷など

リンパ球
- リンパ性白血病、ウイルス感染症など

好酸球
- アレルギー疾患、猩紅熱、寄生虫病など

単球
- 結核、慢性骨髄単球性白血病、麻疹などの発疹性の感染症など

好塩基球
- 慢性骨髄性白血病、アレルギー疾患など

基準値
好中球（分葉）：40〜60%
リンパ球：30〜45%
好酸球：3〜5%
単球：3〜6%
好塩基球：0〜2%

好中球
- 再生不良性貧血、急性白血病、ウイルス感染症など

リンパ球
- 感染症（結核、HIV[*1]など）、全身性エリテマトーデス（SLE）など

減 ↓

何をみる?

- 白血球分画とは、白血球の割合を種類別に百分率で表したものを指す。

どんなとき検査する?

- 白血球数の増加、減少が認められたときに行う。

■白血球の種類と増減に伴う症状・疾患

好中球	**増加**：感染症、炎症。ステロイド投与による影響 **減少**：白血病や再生不良性貧血などの血液疾患。その他、重症の感染症や、抗腫瘍薬投与による骨髄抑制の影響
リンパ球	**増加**：各種ウイルス感染症 **減少**：全身性エリテマトーデスやHIV感染症など
好酸球	**増加**：アレルギーや寄生虫感染。慢性的に1,500μL以上の好酸球が持続する場合は好酸球増加症候群（HES[*2]）を考える
単球	**増加**：結核、慢性骨髄単球性白血病など
好塩基球	**増加**：慢性骨髄性白血病など

注意点

- 採血後2〜3時間で測定する。
- 激しい運動や入浴直後、食直後などには一時的に増加するため、安静時や食前に採血を行うことが望ましい。

[*1] HIV：human immunodeficiency virus
[*2] HES：hypereosinophilic syndrome

赤血球数(RBC)、ヘマトクリット値(Ht)、ヘモグロビン量(Hb)

(**RBC**：red blood cell)
(**Ht**：hematocrit)(**Hb**：hemoglobin)

| 検体材料 | 血液 |

日常的にスクリーニング目的で、貧血と赤血球増加症の有無とその程度を調べるために検査する

高
- 真性多血症
- 慢性呼吸器疾患などの二次性多血症
- ストレス、脱水など

基準値
赤血球数：男性：430～570×10^4/μL
　　　　　女性：380～500×10^4/μL
ヘマトクリット値：男性：39～52%
　　　　　　　　　女性：34～44%
ヘモグロビン量：男性：13.5～17.5g/dL
　　　　　　　　女性：11.5～15.0g/dL

低
- 貧血（再生不良性貧血、鉄欠乏性貧血、鉄芽球性貧血、溶血性貧血、腎性貧血など）
- 肝障害、出血など

何をみる？

- 赤血球（RBC）は、円板状の形態をした血液の主成分の1つで、全重量の約1/3をヘモグロビン（Hb）が占めている。Hbは酸素を身体の各組織に運び、二酸化炭素を肺に放出するはたらきがある。

- ヘマトクリット（Ht）とは、血液中に占める赤血球の容積比率のことを指す。

どんなとき検査する？

- 貧血と赤血球増加症の有無とその程度を調べるために行う。
- スクリーニングを目的に、日常的に検査する。

注意点

- 体位、性別、年齢で変化する。臥位では立位よりも約10%低値になるため、入院中は一定の体勢で測定する。
- 採血時は、凝固を阻止するために、短時間で行い、すみやかに専用採血管に分注し転倒混和する。
- 検体はすみやかに検査室に届ける。激しい運動後は、赤血球量の増加が認められるので、できるかぎり安静の状態で採血する。

観察のPOiNT

高値	・胸痛、呼吸困難、頭痛、のぼせ、めまい、耳鳴り、鼻出血、出血傾向、瘙痒、チアノーゼ、脱水の程度、ストレス、激しい下痢・嘔吐、熱傷の程度
低値	①一般症状 ・動悸、めまい、息切れ、立ちくらみ、皮膚・粘膜蒼白、頭痛 ②身体的所見 ・黄疸（溶血性貧血）、貧血様結膜、舌炎、爪の変形、神経症状（悪性貧血）

赤血球粒度分布幅（RDW）

(RDW : red blood cell distribution width)

検体材料 | 血液

赤血球サイズのばらつきを表す値で、貧血の鑑別の際に検査する

高
- 葉酸欠乏症
- ビタミンB_{12}欠乏症
- 自己免疫性溶血性貧血
- 骨髄線維症
- 貧血性異常血色素症
- サラセミアなど

基準値 11.5〜13.8%（CV法）
50fL以下（SD法）

低
- 臨床的意義は低い

何をみる？

- 赤血球粒度分布幅（RDW）とは、赤血球サイズのばらつき（赤血球大小不同）を表す値である。

どんなとき検査する？

- 貧血の鑑別を行うときに参照にする。
- スクリーニングを目的に日常的に検査する。

＊1）MCV : mean corpuscular volume

他の検査との関連

- 平均赤血球容積（MCV[*1]）とRDWとの組み合わせにより貧血の鑑別が可能である。
- RDW低値は臨床上有用でなく基準値、高値[注]に意味をもつ。

注意点

- 採血時は、凝固を阻止するために短時間で行い、すみやかに転倒混和する。また、疾患によっては短時間に血球変性を起こすため、検体はすみやかに検査室に届ける。
- 激しい運動後は赤血球量の増加が認められるので、できるかぎり安静の状態で採血する。

観察のPOINT

- MCVと合わせて貧血の種類を想定した観察を行う。

	MCV高値	MCV正常	MCV低値
RDW高値 （不均一分布）	葉酸欠乏症 ビタミンB₁₂欠乏症 自己免疫性溶血性貧血	鉄または葉酸欠乏症の初期 骨髄線維症 貧血性異常血色素症	鉄欠乏症 サラセミア ヘモグロビン異常 赤血球破砕症候群
RDW正常 （均一分布）	再生不良性貧血 前白血病状態	慢性肝疾患 輸血の実施 出血後の貧血 白血病 化学療法の実施	サラセミア 慢性疾患

- 循環器系の観察：息切れ、動悸

注）最近の研究によると、RDW高値は心疾患の予後不良因子として注目されている。

赤血球恒数（MCV、MCH、MCHC）

(MCV:mean corpuscular volume)(MCH:mean corpuscular hemoglobin)(MCHC:mean corpuscular hemoglobin concentration)

検体材料　血液

ヘモグロビンの値が低値で貧血を認めるとき、貧血の種類を知るために検査する

異常値と予測される疾患

MCV：80fL以下、MCH：26pg以下
- 小球性低色素性貧血（鉄欠乏性貧血、鉄芽球性貧血、サラセミアなど）

MCV：81〜100fL、MCH：26〜35pg
- 正球性正色素性貧血（溶血性貧血、急性出血、腎性貧血、再生不良性貧血など）

MCV：101fL以上、MCHC：32〜36%
- 大球性正色素性貧血（巨赤芽球性貧血、再生不良性貧血など）

基準値
MCV：85〜102fL
MCH：28〜34pg
MCHC：男性：31.6〜36.6%
　　　　女性：30.7〜36.6%

何をみる？

- 貧血の種類によって、赤血球数（RBC）、ヘモグロビン（Hb）濃度、ヘマトクリット（Ht）値の関係は変化する。その関係を調べることで貧血の種類を知ることができるのが、赤血

球恒数である。

どんなとき検査する？

- Hbの値が低値で貧血を認めるときに参考にする。

注意点

- 体位、性別、年齢で変化する。臥位では立位よりも約10%低値になるため、入院中は一定の体勢で測定する。
- 採血は、凝固を阻止するために短時間で行い、すみやかに転倒混和する。
- 疾患によっては短時間に血球変性を起こすため、検体はすみやかに検査室に届ける。激しい運動後は赤血球量の増加が認められるため、できるかぎり安静の状態で採血する。

観察のPOINT（貧血症状）

・息切れ、動悸、耳鳴り、しびれ、集中力の低下、皮膚知覚異常、食欲不振、舌炎、便秘、発熱、発汗

Memo

血小板数（PLT）

(**PLT** : platelet)

検体材料 血液

出血傾向を認めた場合や、血液疾患・感染症・肝疾患、膠原病を疑うときに検査する

高 ↑
- 本態性血小板血症
- 慢性骨髄性白血病
- 真性多血症
- 出血、外傷、脾臓摘出後など

基準値：15～34×10^4/μL

- 再生不良性貧血
- 急性白血病
- 巨赤芽球性貧血
- 播種性血管内凝固症候群（DIC[*1]）
- 特発性血小板減少性紫斑病、肝硬変など

低 ↓

何をみる？

- 血小板（PLT）は血液中の有形成分の１つ。主な機能は止血で、血管が損傷を受けると、血管壁に集まって出血を防ぐはたらきがある。

どんなとき検査する？

- 出血傾向を認めた場合や、血液疾患・感染症・肝疾患、膠原病を疑うときに実施する。

注意点

- 採血にあたっては、血液の凝固を完全に阻止するため、決められた量を正確に専用試験管に分注し、すみやかにEDTA[*2)]（抗凝固剤）と反応させる。

観察のPOiNT

増加	●血栓症の疾患の有無とその程度 ①脳梗塞の有無 ・意識状態と麻痺の出現と程度 ②心筋梗塞の有無 ・胸痛の有無と程度 ③四肢の小動脈血栓 ・四肢のしびれ、疼痛の有無と程度
減少	●出血傾向 ①皮膚、粘膜などの出血の有無とその程度 ②疾患の有無とその程度 ③治療の内容の把握 ④薬物の使用について

---

*1) DIC：disseminated intravascular coagulation
*2) EDTA：ethylene-diamine-tetraacetic acid

出血時間
(bleeding time)

検体材料 血清

血小板の数やその止血機能などの異常を調べるために検査する

延長 ↑

血小板数の減少
- 再生不良性貧血、特発性血小板減少性紫斑病、急性白血病、播種性血管内凝固症候群（DIC）など

血小板機能の低下
- 血小板無力症、尿毒症など

血管の異常
- 遺伝性出血性末梢血管拡張症など

その他
- 抗血小板薬の服用など

基準値 1～3分（Duke法）
1～8分（Ivy法）

短縮
- 穿刺不足などが考えられ、病的な意味はない

何をみる？

- 出血時間とは、皮膚に微小な傷をつけて出血させ、止血するまでの時間を調べる検査である。耳たぶを穿刺するDuke法、前腕を穿刺するIvy法がある。
- 血小板の数やその止血機能などの異常を調べる。

どんなとき検査する？

- 血小板の量的・質的異常のスクリーニングや、手術時の異常出血の予測のために行う。

観察のPOiNT

延長	①過去の出血傾向、止血困難な状況の有無 ②家族に出血傾向や止血困難な人がいないか確認 ③皮膚の状態を確認 ・点状出血の有無、鼻出血の有無、紫斑の有無 ④薬物の使用状況 ・NSAIDs[*1]、抗血小板薬、抗がん剤の投与の有無 ⑤放射線療法の内容
短縮	①耳たぶが冷えていないか確認 ②検体採取の手技的問題はないか確認 ③再検査を考慮

---

*1) NSAIDs：nonsteroidal antiinflammatory drugs

プロトロンビン時間（PT）

(PT：prothrombin time)

検体材料 血漿

プロトロンビンは止血作用において中心的な役割を果たしているため、外因系の異常を検索する際に行う

短縮
- 臨床的意義は低い

基準値 9〜15秒
活性：70〜100％

延長
- 先天性凝固因子欠乏症（Ⅰ、Ⅱ、Ⅴ、Ⅶ、Ⅹ）
- ビタミンK欠乏症
- 肝障害（肝硬変、急性肝炎など）
- 播種性血管内凝固症候群（DIC）、薬剤投与（ワルファリンなど）など

何をみる？

- プロトロンビンは、止血作用において中心的な役割を果たしている。
- プロトロンビン時間（PT）は、外因系の異常の検索に用いられる。

どんなとき検査する？

- 活性化部分トロンボプラスチン時間（APTT[*1]）と組み合わせて実施することにより、凝固因子異常のスクリーニング検査として用いる。

● 注意点 ●

- 血液の凝固反応は採血時点から始まるため、すみやかに採血を行う。
- 溶血がないように注意する。
- 採血後は温度の影響を受けやすいため、すみやかに検査に提出する。

観察のPOiNT

延長	①疾患の有無 ②先天性凝固因子の欠乏や異常の有無 ③近親者に出血傾向のある人がいないか確認 ④ビタミンKの摂取不良や吸収障害、胆汁などの流出の状態 ⑤肝障害の有無 ⑥薬物使用状況 ・ワルファリン、ヘパリン、抗生物質の服用の有無 ⑦出血斑の有無
短縮	①採血手技の確認 ・不備を認めた場合には、再度採血を実施する ②疾患の理解 ・血栓症の有無を確認 ③妊娠、高齢による生理的変動を考慮

*1) APTT：activated partial thromboplastin time

活性化部分トロンボプラスチン時間（APTT）

(APTT：activated partial thromboplastin time)

検体材料　血漿

プロトロンビン時間と組み合わせて実施することで、凝固因子異常のスクリーニング検査として行う

短縮
- 臨床的意義は低い

基準値：25〜45秒

延長
- 先天性凝固因子欠乏症（Ⅰ、Ⅱ、Ⅴ、Ⅷ、Ⅸ、Ⅹ、Ⅺ、Ⅻ）
- ビタミンK 欠乏症
- 血友病A、血友病B
- 肝障害、播種性血管内凝固症候群（DIC）、薬剤投与（ヘパリン）など

何をみる？

- プロトロンビン時間（PT）が外因系の凝固因子を調べるのに対し、活性化部分トロンボプラスチン時間（APTT）は内因系の凝固異常の検索に用いられる。

どんなとき検査する？

- PT と組み合わせて実施することにより、凝固因子異常のスクリーニング検査として用いる。
- 抗凝固療法（ヘパリン）の指標として用いる。

注意点

- 3.2%のクエン酸ナトリウム添加スピッツに血液を正確に採取し、泡立てないように静かに数回転倒混和する。
- 血液の凝固反応は採血時点から始まるため、すみやかに採血を行う。
- 溶血がないように注意する。
- 採血後は温度の影響を受けやすいため、すみやかに検査に提出する。

観察のPOINT

	PT正常	PT延長
APTT正常	血管・血小板の障害	第Ⅶ因子の欠乏 ワルファリン内服
APTT延長	第Ⅷ、Ⅸ、Ⅺ、Ⅻ因子の欠乏 血友病A－第Ⅷ因子の欠乏 血友病B－第Ⅸ因子の欠乏 　出血傾向の観察 　関節内出血の有無 　筋肉や皮下出血の有無 　家族歴の確認 　ヘパリン投与	フィブリノーゲン、プロトロンビン、第Ⅴ、Ⅹ因子の欠乏 DIC 肝障害 抗菌薬投与によるビタミンK欠乏 ヘパリンの影響

トロンボテスト(TT)

(TT : thrombo test)

検体材料 血漿

抗凝固薬のワルファリンの効果をモニタするときに行う

高 ● 臨床的意義は低い

基準値：70～130%

低
- 肝障害（肝炎、肝硬変など）
- ビタミンK 欠乏症
- 先天性凝固因子欠乏症（Ⅱ、Ⅶ、Ⅹ）
- 経口抗凝固薬投与時（ワルファリンなど）
- 播種性血管内凝固症候群（DIC）など

何をみる？

- トロンボテスト（TT）は、第Ⅱ、Ⅶ、Ⅹの凝固因子の活性を測定する検査である。

どんなとき検査する？

- TT、ヘパプラスチンテスト（HPT[*1]）ともにビタミンK 依存性の凝固因子（Ⅱ、Ⅶ、Ⅹ）活性とPIVKA[*2]による阻害を含めた凝固機能を総合的に評価することを目的として行う。
- 抗凝固薬のワルファリンの効果をモニタする際に施行する。

---

*1) HPT : hepaplastin test
*2) PIVKA : protein induced by vitamin K absence or antagonist

観察のPOINT (ワルファリン服用時)

15%以上	①ワルファリンの効果不良 ・内服量（過少内服）、食事内容の確認 ②ビタミンKを多く含む食品、ビタミンK活性化を促進する食品（納豆）の摂取の有無
5%以下	●ワルファリンの効果過剰 ・内服量の確認（過剰内服）、出血の有無と程度、止血困難の状態

ケアのPOINT (ワルファリン服用時)

出血予防	・採血時には十分な止血を行う ・歯肉出血を避けるため、やわらかい歯ブラシを使用するか水様の歯磨き剤を用いる ・乾燥に伴う皮膚の亀裂を避け、必要に応じてクリームで皮膚を保護する ・衣類や寝具などの摩擦を避け、皮膚の保護に努める
薬物管理	・抗凝固薬療法に対する注意点を患者のセルフケアの状態に合わせて説明・指導する ・指示通りの内服量を確実に投与する
安全対策	・摩擦や打撲、外傷による出血に注意する ・抜歯や手術などを行う場合には、内服の調整が必要となることを念頭に置く
食事管理	・ビタミンKを多く含む果物、ビタミンK活性化を促進する納豆の摂取を控える

ヘパプラスチンテスト（HPT）

(HPT : hepaplastin test)

| 検体材料 | 血漿 |

ビタミンK欠乏状態、肝疾患、播種性血管内凝固症候群、凝固因子欠乏症などを評価するために行う

高 ●臨床的意義は少ない

基準値：70～130%

低
- ●肝障害（肝炎、肝硬変など）
- ●ビタミンK 欠乏症
- ●先天性凝固因子欠乏症（Ⅱ、Ⅶ、Ⅹ）
- ●経口抗凝固薬投与時（ワルファリンなど）
- ●播種性血管内凝固症候群（DIC）など

● 何をみる？ ●

- ●ヘパプラスチンテスト（HPT）とは、血液凝固因子の第Ⅱ、Ⅶ、Ⅹの活性をみる検査である。

● どんなとき検査する？ ●

- ●HPT、トロンボテスト（TT）ともに、ビタミンK依存性の凝固因子（Ⅱ、Ⅶ、Ⅹ）活性とPIVKAによる阻害を含めた凝固機能を総合的に評価することを目的として行う。
- ●ビタミンK 欠乏状態、肝疾患、DIC、凝固因子欠乏症などを評価する際に施行する。

注意点

- 検査用の検体はただちに測定するのを原則とするが、数時間以内ならば冷蔵庫内あるいは氷水中に保存する。また、血漿分離後、ただちに−80℃の冷凍庫で凍結すれば、1か月程度保存することができる。[1]

観察のPOiNT

- HPTの延長に伴う肝機能障害やビタミンK欠乏状態に対する観察を行う。具体的には以下の項目を見る。
- ・黄疸の有無
- ・出血の有無、出血斑の有無、止血困難の状態
- ・意識状態の変化
- ・食事の内容

ケアのPOiNT

- 肝機能障害を認める患者に対しては、以下のことに留意する。
- ・出血時の応急処置方法を確認しておく
- ・皮膚や口腔粘膜、鼻粘膜を傷つけないように注意する
- ・瘙痒感の軽減に努める
- ・打撲や外傷による出血を起こさないように注意する

文献1）金井正光編集：臨床検査法提要 第32版. 金原出版. 東京. 2005：p.381.

フィブリノーゲン（Fg）

(Fg：fibrinogen)

| 検体材料 | 血漿 |

血栓傾向、出血傾向を評価するために検査する

高
- 感染症
- 悪性腫瘍
- 血栓症（脳梗塞、心筋梗塞）
- 妊娠、ヘパリン投与中止後など
- ネフローゼ症候群など

基準値：200〜400mg/dL

- 播種性血管内凝固症候群（DIC）
- 肝障害
- 大量出血
- 無・低フィブリノーゲン血症
- 薬剤性（L-アスパラギナーゼ）など

低

何をみる？

- フィブリノーゲン（Fg）は血液凝固因子の第Ⅰ因子である。

どんなとき検査する？

- 血栓傾向、出血傾向の評価を行う。Fgが消費される病態であるDICの診断で用いる。
- Fgは肝臓で産生される急性期反応性タンパクの1つであるため、感染症などの炎症性疾患の評価を目的に行う。また、肝臓で産生されるため、肝障害を評価する際に実施する。

観察のPOiNT

高値	①血栓形成に関連した症状の観察 ・バイタルサインの変化 ・胸痛の有無と程度 ・意識障害の有無と程度 ・運動障害の有無と程度 ②薬物の投与の把握 ・ヘパリンの使用状況 ・血液製剤の使用状況
低値 (少)	●出血傾向の有無 ・消化器症状の有無 ・出血（吐血、下血の有無と程度） ・バイタルサインの変化

ケアのPOiNT

・出血を伴う検査や処置時などには止血を十分に行う
・皮下出血や歯肉出血、鼻出血に注意し、外的刺激で増強しないようにする
・全身状態の急激な変化に対する緊急処置方法を確認しておく
・指示された薬物や血液製剤を正確に投与する
・打撲や外傷による出血を起こさないように注意する

フィブリン・フィブリノーゲン分解産物(FDP)

(FDP : fibrin fibrinogen degradation product)

検体材料：血漿

血中のフィブリノーゲン、またはフィブリンがプラスミンによって分解されて生じたもので、線溶の亢進を評価するために検査する

高 ↑
- 1次線溶亢進、2次線溶亢進
- 播種性血管内凝固症候群（DIC）
- 血栓症、梗塞
- 悪性腫瘍
- 大動脈解離
- 腹水、胸水の貯留
- 肝硬変
- ウロキナーゼ大量投与時など

基準値：5μg/mL未満

何をみる？

- フィブリン・フィブリノーゲン分解産物（FDP）は、血中のフィブリノーゲン、またはフィブリンが、プラスミンによって分解されて生じたものを指す。

どんなとき検査する？

- 線溶の亢進を評価するために行う。線溶には1次線溶と2次線溶があり、1次線溶はフィブリノーゲンを分解（血栓形成はなし）、2次線溶は一度できたフィブリン（血栓）を分解する。一般に線溶亢進時は1次線溶と2次線溶が共存する。

観察のPOINT（DIC時）

- ●バイタルサインの変動
- ・急激な血圧低下、ショック症状の出現
- ●意識レベルの変動
- ・頭蓋内出血に関連した症状の観察
- ●出血傾向
- ・口腔内出血、皮下出血（紫斑）、消化管出血、血尿など
- ●基礎疾患の有無
- ●他の検査データの確認
- ・血小板の減少、出血時間の延長、プロトロンビン時間、トロンビン時間の延長

ケアのPOINT

症状観察	・出血傾向の増強を確認する ・消化器出血の有無を確認する ・排泄物の性状を確認する ・ショック症状の出現の有無を確認する
出血予防	・皮膚、口腔、鼻炎膜の保護と清潔を保つ ・便秘を予防し、努責による肛門周囲の出血を予防する ・検査時の採血や処置の際、止血を確実に行う ・打撲や外傷による出血に注意する
食事管理	・高エネルギー、高タンパク、高ビタミン食を選択する

Dダイマー

(D-dimer)

検体材料 血漿

フィブリン・フィブリノーゲン分解産物の分解成分の1つで、線溶の亢進を評価するために検査する

高
- 2次線溶亢進
- 播種性血管内凝固症候群（DIC）
- 血栓症、梗塞
- 悪性腫瘍
- 大動脈解離
- 腹水、胸水の貯留
- 肝硬変など

基準値 1.0μg/mL（LPIA法）
0.5μg/mL（ELISA法）

低
- 臨床的意義は低い

何をみる？

- 血中のフィブリノーゲン、フィブリンがプラスミンによって分解されて生じたものがフィブリン・フィブリノーゲン分解産物（FDP）で、その分解成分の1つがDダイマーである。

どんなとき検査する？

- 線溶の亢進を評価するために行う。
- Dダイマーは2次線溶の指標となり、血管内に血栓が存在す

ることを示唆する。

観察のPOiNT

●DICや血栓性疾患の病態把握、血栓溶解療法の治療判定などの観察を行う。

血栓形成および出血傾向に関連した症状の観察	①バイタルサインの変化 ②胸痛の有無と程度 ③意識障害の有無と程度 ④運動障害の有無と程度 ⑤消化器症状の有無 ⑥出血（吐血、下血の有無と程度）
薬物の投与の把握	●血栓溶解薬（ウロキナーゼ）の投与量

ケアのPOiNT

症状観察	・出血傾向の増強を確認する ・消化器出血の有無を確認する ・排泄物の性状を確認する ・ショック症状の出現の有無を確認する
出血予防	・皮膚、口腔、鼻炎膜の保護と清潔を保つ ・便秘を予防し、努責による肛門周囲の出血を予防する ・検査時の採血や処置の際、止血を確実に行う ・打撲や外傷による出血に注意する
食事管理	・高エネルギー、高タンパク、高ビタミン食を選択する

アンチトロンビンⅢ(ATⅢ)&トロンビン・アンチトロンビンⅢ複合体(TAT)

(antithrombin Ⅲ & thrombin-antithrombin Ⅲ complex)

| 検体材料 | 血漿 |

播種性血管内凝固症候群や重症感染症の診断の指標として調べる

高 ↑

ATⅢ
- 臨床的意義は少ない

TAT
- 播種性血管内凝固症候群（DIC）
- 脳梗塞、肺塞栓症
- ヘパリン投与時など

基準値　ATⅢ：81～123%　TAT：3.2ng/mL以下

ATⅢ
- 播種性血管内凝固症候群
- 肝疾患
- 悪性腫瘍、重症感染症
- 先天性ATⅢ欠損症など

TAT
- 臨床的意義は低い

低 ↓

何をみる？

- アンチトロンビンⅢ（ATⅢ）は、血液凝固因子のトロンビンの活性を阻害する糖タンパク質である。トロンビン・アンチトロンビンⅢ複合体（TAT）は、トロンビンとATⅢの複合体で、凝固亢進状態の指標となる。

◎ATⅢ
- DICや重症感染症では消耗性に低下する。

◎TAT
- 凝固亢進状態を反映する。
- TATが高値の場合、トロンビン産生量が多い、すなわち凝固活性状態を意味する。
- DICの初期から増加することが多いので、早期診断に役立つ。

観察のPOiNT（ATⅢの低下とTATの増加の場合）

- 凝固亢進に対する観察
- DIC、血栓塞栓症の発生に対する観察
  ・紫斑の有無
  ・口腔内の出血の有無
  ・皮下出血、消化管出血の徴候、血尿の有無
  ・バイタルサインの変動（急激な血圧低下、ショック症状）
  ・意識レベルの変動
  ・妊娠、手術後などを契機とした血栓塞栓症の発症の有無

赤血球沈降速度（ESR）

(ESR：erythrocyte sedimentation rate)

検体材料　血清

炎症、組織の崩壊、血漿タンパク異常を反映するため、初診時のスクリーニング検査や、慢性疾患の経過観察時などに行う

亢進

高グロブリン血症、高フィブリノーゲン血症をきたす疾患

- 感染症
- 炎症性疾患（関節リウマチ、全身性エリテマトーデス［SLE］など）
- 組織損傷
- 悪性腫瘍など

血漿タンパク質異常をきたす疾患

- 多発性骨髄腫、マクログロブリン血症など

低アルブミン血症をきたす疾患

- ネフローゼ症候群など

重症貧血

基準値
男性：2〜10mm/時
女性：3〜15mm/時

遅延

- 播種性血管内凝固症候群（DIC）
- 多血症など

何をみる？

- 少量の抗凝固薬を混ぜた血液を試験管に入れて垂直に立てると、赤血球は自然沈降する。一定時間後、その沈降した赤血球層の上澄みの血漿の高さを測定する検査である。

どんなとき検査する？

- 炎症、組織の崩壊、血漿タンパク異常を反映するため、初診時のスクリーニング検査や慢性疾患の経過観察時などに行う。

注意点

- 抗凝固薬の比率が高いと赤血球沈降速度（ESR）は遅延するため、血液との混合比を厳守する。過不足がないように注意する。

観察のPOINT（亢進時）

- 炎症の増悪の徴候や疾患の重症化の徴候の観察
  - バイタルサインの観察
  - 創部の発赤・腫脹・熱感の有無と程度
  - 全身状態の観察

Memo

プラスミノーゲン(PLG)

(**PLG**：plasminogen)

| 検体材料 | 血漿 |

線溶活性を反映する検査で、肝臓で産生されるため、肝障害では低値を示す

高 ↑
- 妊娠後期

基準値：70～120%

低 ↓
- 播種性血管内凝固症候群（DIC）
- 先天性プラスミノーゲン欠乏症・異常症
- 肝硬変
- 血栓溶解薬の大量投与時など

何をみる？

- プラスミノーゲン（PLG）は、線溶系の中心酵素であるプラスミンの前駆物質である。
- プラスミノーゲンアクチベータにより活性化され、プラスミンは血栓を分解し、フィブリノーゲン分解産物を産生する。

どんなとき検査する？

- 線溶活性をみるために行う。
- 肝臓で産生されるため、肝障害が疑われるときに行う。

注意点

- 静かに数回転倒混和する。容器に目安のラインが入っているので過不足がないように注意する。

観察のPOiNT

高値	①慢性的な炎症を有しているか確認する ・過去の手術歴 ・慢性的な疼痛の有無、部位など ②妊娠の週数 ・妊娠後期にあるか
低値	①出血傾向の有無 ・血尿の有無、鼻出血の有無、性器出血の有無、歯肉出血の有無など ②身体の苦痛の有無 ・関節痛、腹痛、発熱など ③血栓溶解薬などの使用の有無

ケアのPOiNT

出血予防	・出血を伴う検査や処置時には十分に止血する ・皮下出血や歯肉出血、鼻出血に注意し、外的刺激で増強しないようにする ・便秘を予防し、努責による肛門周囲の出血を予防する ・採血や処置の際に出血しないように注意する ・打撲や外傷による出血に注意する
食事管理	・高エネルギー、高タンパク、高ビタミン食を選択する

Part III

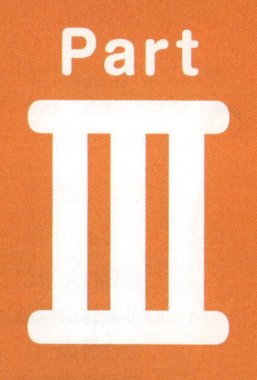

生化学検査

1. タンパク関連・含窒素成分
2. 電解質・金属
3. 糖質
4. 脂質
5. 酸素
6. その他

総タンパク（TP）

(TP：total protein)

検体材料 血清

多くの場合、栄養状態の評価、あるいは脱水症、溢水などの体液量の評価を目的として検査する

高 ↑

高タンパク血症
- 脱水症
- 原発性マクログロブリン血症
- 多発性骨髄腫
- 慢性肝炎
- 自己免疫疾患
- 悪性腫瘍など

基準値：6.7〜8.3g/dL

低タンパク血症
- 肝障害
- ネフローゼ症候群
- 吸収不良症候群、栄養障害
- 悪液質など

低 ↓

● 何をみる？ ●

- 血清中のタンパク質は100種類以上も存在し、膠質浸透圧の維持や生体防御反応など、それぞれ重要なはたらきを有する。
- 血清タンパクの大部分はアルブミン（Alb、約60〜70％）、γ-グロブリン（免疫グロブリン、約10〜20％）で構成される。

- 血清Albの上昇と低下を併せて評価するが、多くの場合に総タンパクの上昇は、γ-グロブリンの上昇、減少はAlbの低下を反映している。

どんなとき検査する？

- 多くの場合にスクリーニングとして検査される（外来初診時、入院時など）。
- 脱水症、溢水などの体液量の評価を目的として検査する。
- 栄養状態の評価を目的に検査する。

注意点

- 溶血により赤血球中のヘモグロビン（Hb）がタンパクとして測定されるため、溶血に注意する。

観察のPOiNT

高値	・尿量 ・尿比重 ・脱水症状の有無（皮膚の張り、皮膚ツルゴール低下、毛細血管再充填時間［CRT[*1]］など）
低値	・栄養状態（栄養摂取量、BMI、上腕二頭筋皮脂厚など） ・食欲不振 ・水分出納（大量輸液など、血液が薄くなることでも低下する） ・滲出液量の確認（熱傷、褥瘡、胸腹水穿刺などによるアルブミン漏出により低下） ・易感染

[*1] CRT：capillary refilling time

血清アルブミン（Alb）

(Alb：albumin)

検体材料　血清

栄養状態や肝機能の指標として有用であり、総タンパクに異常を認めた場合に、その原因検索の1つとして検査する

高
- 脱水症

基準値：3.8〜5.3g/dL

低
- 肝障害
- ネフローゼ症候群
- 吸収不良症候群、栄養障害
- 悪液質など

何をみる？

- アルブミン（Alb）はタンパク質の1つで、肝臓で合成され、血清タンパクの60〜70％を占める。タンパク代謝を反映し、肝臓でのみ合成されるため、栄養状態や肝機能の指標として有用である。

どんなとき検査する？

- 多くの場合、スクリーニングとして検査する。
- 全身性浮腫を認める場合に検査する。
- 脱水症、溢水などの体液量の評価を目的として検査する。
- 栄養状態の評価を目的に検査する。
- 総タンパク（TP）に異常を認めた場合に、その原因検索の

1つとして検査する。

観察のPOiNT

高値	・尿量 ・尿比重 ・脱水症状の有無（皮膚の張り、皮膚ツルゴール低下、毛細血管充填時間［CRT］など）
低値	・栄養状態（栄養摂取量、BMI、上腕二頭筋皮脂厚など） ・食欲不振 ・浮腫の有無 ・腹水や胸水の有無 ・水分出納（多量輸液などにより血液が薄くなることでも低下する） ・滲出液量の確認（熱傷、褥瘡、胸腹水穿刺などによりAlbが漏出することで低下） ・全身倦怠感 ・創傷治癒の遅延

Memo

フィッシャー比
(Fischer ratio)

検体材料　血清

分枝鎖アミノ酸と芳香族アミノ酸のモル比のことで、肝機能の評価、原因検索のために検査する

高 ↑
- 臨床的意義は低い

基準値：2.5〜4.5（HPLC法）

低 ↓
- 肝不全（劇症肝炎、急性肝炎、肝硬変など）
- 重症感染症
- 心不全
- 呼吸不全など

● 何をみる？ ●

- フィッシャー比とは、分枝鎖アミノ酸（BCAA[*1]）と芳香族アミノ酸（AAA[*2]）のモル比（BCAA/AAA）のことを指し、その比率は約3でほぼ一定している。
- 肝機能の評価、その原因検索（肝炎ウイルスの検索など）を行う。

● どんなとき検査する？ ●

- 劇症肝炎（急性肝炎）や肝硬変などの重篤な肝機能障害がある場合に検査を行う。

*1) BCAA : branched chain amino acid
*2) AAA : aromatic amino acid

注意点

- 食事内容に影響を受けるため、早朝空腹時に採血する。

観察のPOiNT（低値）

・肝硬変および肝機能不全の随伴症状（腹水、肝・脾腫大、クモ状血管腫、こむらがえり、全身倦怠感）
・高アンモニア血症に伴う随伴症状

ケアのPOiNT

・フィッシャー比は肝機能不全に伴い低下するため、初期はバランスのとれた食事を、肝機能不全が悪化するようならば、高カロリー低タンパク食をすすめる。
・頻回食とし、特に就寝前の捕食を指導する。
・初期からBCAA（バリン、ロイシン、イソロイシン）などを豊富に含む製剤が併用される。

Memo

血清尿素窒素（BUN、UN）

(BUN：blood urea nitrogen、
UN：urea nitrogen)

| 検体材料 | 血清 |

腎機能障害が疑われるとき、消化管出血や脱水がみられるとき、タンパク制限を施行しているときなどに、血清クレアチニンと併せて検査する

高
- 腎機能障害
- 脱水
- 心不全
- 消化管出血
- 副腎皮質ステロイド使用、甲状腺機能亢進症など

基準値：8〜20mg/dL

低
- 肝障害、低タンパク血症、尿崩症、妊娠など

何をみる？

- 血清尿素窒素（BUN）は主に、タンパク質の分解産物であるアンモニア（NH_3）が肝臓で代謝されたもので、その多くは腎臓の糸球体によって濾過されて尿中に排泄される。腎機能が低下すると排泄しきれないBUNが蓄積することで高値となる。

どんなとき検査する？

- 多くの場合にスクリーニングとして検査する。
- 腎機能障害が疑われるときに検査する。
- 消化管出血や脱水がみられるとき、タンパク制限を施行して

いるときなどに、血清クレアチニン（Cr）と併せて行う。
- 透析患者では、透析効率の評価を行う目的で行う。

● 他の検査との関連 ●

■BUN/Cr比

<10	低タンパク食（臨床的意義は低い）
≒10	正常
>10	脱水、心不全、消化管出血、高タンパク食、副腎皮質ステロイド使用

● 注意点 ●

- 日内変動を示すので、なるべく時間を統一して採取する。

観察のPOiNT

高値	・水分出納（尿量、尿比重、水分摂取状況、脱水、下痢・嘔吐の有無） ・浮腫の有無・程度 ・食生活歴（入院中であれば食事・点滴中タンパク質量） ・消化管出血の有無（便の性状、血清ヘモグロビン値） ・腎機能不全（尿毒症）に伴う随伴症状
低値	・尿量（尿崩症やマンニトールなどの薬物利尿による排泄過剰によっても低下する）

血清尿酸（UA）

(UA：uric acid)

検体材料　血清

主に高尿酸血症の痛風の原因であるが、利尿薬の内服開始後も、尿酸値の上昇に注意を要する

高

一次性高尿酸血症

- プリンヌクレオチド代謝関連酵素異常症
- 特発性高尿酸血症など

二次性高尿酸血症

- 尿酸排泄低下（腎機能障害、利尿薬などの薬物）
- 尿酸産生過剰（血液悪性腫瘍、固形がん、横紋筋融解症、レッシュ・ナイハン症候群）など

| 基準値 | 男性：3.8～7.0mg/dL
女性：2.5～5.5mg/dL |

低

- 肝障害、キサンチンオキシダーゼ欠損症
- 腎性低尿酸血症、尿細管性アシドーシスなど

● 何をみる？ ●

- 尿酸（UA）はプリン体の代謝産物である。正常人では、1日約700mgが産生され、その3/4が尿中に、1/4が胆汁中に排泄される。

どんなとき検査する？

- 生活習慣病健診の一環のスクリーニングとして行う。

注意点

- 高尿酸血症である痛風の原因である。ただし、発作時には血清尿酸値が低下する場合があるので注意が必要である。
- 利尿薬の内服開始後、尿酸値の上昇に注意する。

観察のPOiNT（高値）

- 栄養状態（BMIなど）
- 食生活（特にビールなどの飲酒歴）
- 尿量
- 関節痛、発赤、腫脹など痛風症状の有無と程度
- 痛風結節（耳介、手指、肘関節など）
- 発熱の有無

ケアのPOiNT

- 症状予防の食事として、総カロリーを制限し、過食を避ける。とくに高プリン食（ベーコン、エビ、アルコールなど）を控えるよう指導する。また、野菜を多く摂取することをすすめる。
- 排泄を促すために、十分な水分補強を促す。
- 過度の運動は控えるように指導する。

血清クレアチニン（Cr）

(creatinine)

検体材料 | 血清

多くの場合スクリーニングとして行うが、腎機能障害が疑われるとき、消化管出血や脱水がみられるとき、タンパク制限を施行しているときなどにも検査する

高 ↑

腎前性
- 脱水、心不全、血圧低下など

腎性
- 腎機能障害（糸球体腎炎、間質性腎炎など）など

腎後性
- 尿路閉塞など

筋肉量の増加
- 先端巨大症、スポーツ選手など

基準値
男性：0.61～1.04mg/dL
女性：0.47～0.79mg/dL

- 長期臥床
- 筋萎縮（筋ジストロフィー、筋萎縮性側索硬化症など）
- 尿中排泄量の増加（妊娠、尿崩症）など

↓ 低

● 何をみる？

- クレアチニン（Cr）は、主に筋肉で生成される最終代謝産物である。
- 血中のCrは腎糸球体で濾過された後は尿細管で再吸収されることなく、ほとんどが尿中へ排出される。
- 腎機能低下とともに血中で高値となるため、腎機能の指標として有用である。

● どんなとき検査する？

- 多くの場合にスクリーニングとして行われる。
- 腎機能障害が疑われるときに検査する。
- 消化管出血、脱水がみられるときや、タンパク制限を施行しているときなどに検査する。

● 注意点

- 早朝空腹時に採血を行う。

観察のPOiNT

高値	・尿量 ・浮腫の有無と程度 ・脱水症候の有無（水分摂取状況、下痢・嘔吐の有無） ・心不全やショックなどの病態の把握 ・血圧上昇などの随伴症状
低値	・尿量 ・肝障害の有無

血清ビリルビン(BIL)

(bilirubin)

| 検体材料 | 血清 |

多くの場合スクリーニングとして行うが、肝機能障害や総胆管結石などの胆管閉塞が疑われるときや、黄疸を認めるとき、貧血を認めるときにも検査する

高

直接ビリルビン
- 肝硬変、急性肝炎、閉塞性黄疸など

間接ビリルビン
- 溶血性貧血、巨赤芽球性貧血
- 体質性黄疸、新生児黄疸など

基準値
総ビリルビン:0.2〜1.0mg/dL
直接ビリルビン:0.0〜0.3mg/dL
間接ビリルビン:0.1〜0.8mg/dL

低
- 臨床的な意義は低い

何をみる?

- ビリルビン(BIL)はヘモグロビン(Hb)、ミオグロブリンに由来する代謝物である。
- 間接ビリルビン(I-Bil:非抱合型ビリルビン)は、肝でグルクロン抱合され直接ビリルビン(D-Bil:抱合型ビリルビン)となる。直接ビリルビンは肝でグルクロン酸抱合を受けて胆

汁に入り、胆管・胆嚢を経て十二指腸に出る。
- 総ビリルビン（T-Bil）は、D-BilとI-Bilの総和である。

どんなとき検査する？

- 多くの場合にスクリーニングとして行う。
- 肝機能障害や総胆管結石などの胆管閉塞が疑われるときや、黄疸を認めるときに行う。
- 貧血（溶血性貧血）を認めるときに行う。

注意点

- 空腹時に採血を行い、すみやかに測定する。
- 溶血により上昇するため注意する。

観察のPOiNT（高値）

- 全身倦怠感
- 食欲不振
- 眼球や皮膚の黄疸
- 意識状態
- 皮膚瘙痒感
- 出血傾向、貧血症状の有無
- 腹部症状（痛み、腫脹や緊満感など）
- 長期絶食の有無や飲酒歴などの把握
- 便性状（閉塞性黄疸で白色化）

アンモニア（NH₃）

(ammonia)

検体材料 除タンパク上清

意識障害の検査として、特に肝機能障害の患者が意識障害（肝性脳症）を認める際に行う

高
- 肝不全（劇症肝炎、急性肝炎、肝硬変）
- 先天性尿素サイクル酵素欠損症
- ライ症候群など

基準値：30〜80μg/dL

低
- 臨床的意義は低い

何をみる？

- アンモニア（NH₃）には、食事タンパク質中の窒素化合物から、腸内細菌によって産生される外因性のものと、体内で産生される内因性のものがある。
- NH₃は、肝臓ですみやかに代謝されて尿素となり、腎から尿として排泄されるが、肝障害などがあると血中NH₃濃度が高くなる。

どんなとき検査する？

- 意識障害の検査として施行する。特に肝機能障害の患者が意識障害（肝性脳症）を認める際に施行する。

注意点

- 溶血に伴い上昇するため注意する。

- 全血を常温で放置すると1時間で約2倍に上昇するため、検体を氷冷する。
- 食後1〜4時間で2倍に上昇するため、空腹時に採血する。

観察のPOiNT（高値）
- 意識障害の有無、程度
- 羽ばたき振戦の有無
- 食欲不振
- 全身倦怠感

ケアのPOiNT
- 安静臥床を指導する。
- 通常食でもNH_3が上昇するようであれば、低タンパク食をすすめ、肝不全用経腸栄養剤（アミノレバンEN、ヘパンED）で不足分を補うようにする。
- エネルギーの貯蔵量が減少するため頻回食とし、寝る前の捕食を指導する。
- 便秘によりNH_3値は上昇するため、毎日の排便調整を行う。

シスタチンC

(cystatin C)

検体材料 | 血清

腎機能障害が疑われるときに検査する

高
- 腎機能障害
- 甲状腺機能亢進症
- 副腎皮質ホルモンの投与時、腎移植後など

基準値：0.50〜0.90mg/L

低
- 甲状腺機能低下症など

● 何をみる？ ●

- シスタチンCは、低分子タンパクのシステインプロテアーゼインヒビターで、全身の有核細胞で産生される。
- 年齢、性別、筋肉量、炎症の有無の影響が少なく、腎機能障害の新たなマーカーとして期待されている。

● どんなとき検査する？ ●

- 腎機能障害が疑われるときに検査する。

観察のPOiNT（高値）

- 尿量など水分出納
- 塩分摂取量など食生活
- 肥満の有無などの栄養状態
- 高血圧の有無

COLUMN　ナトリウム2gは塩分5g

ナトリウム（Na）と食塩（塩化ナトリウム：NaCl）は異なるものである。Naの原子量は23、塩素（Cl）の原子量は35.45。そのため、NaをNaClに換算するときは以下の式を使う。

$$NaClのg数 = Naのg数 \times \frac{23+35.45}{23}$$

上記の式で、58.5÷23＝2.54であることから、約2.5倍すればいいことになる。

たとえば、カップラーメンの表記で「Na：2g」と書かれている場合は、塩分に換算すると、2×2.5＝5gということになる。注意が必要である。

Na 原子量 23　　Cl 原子量 35.45

Na^+ 2g (sodium)　　Cl^- 3g

NaCl 5g (salt)

参考文献）ACC/AHA2005 Guideline Update for the diagnosis and Management of Chronic Heart Failure in the Adult. Circulation 2005；112：e154-e235）

小松康宏，西崎祐史，津川友介：シチュエーションで学ぶ輸液レッスン．メジカルビュー社，東京，2011．より引用

血清ナトリウム(Na)

(serum sodium)

検体材料 血清

ルーチンで測定されているが、顕著な脱水が疑われる場合や、意識障害、けいれんなどを認めた場合には積極的に検査する

高ナトリウム血症

- 水分欠乏症（下痢、嘔吐、発汗、多尿、水分摂取不足）
- ナトリウム過剰症（クッシング症候群、原発性アルドステロン症、ナトリウム過剰摂取など）など

基準値：137～145mEq/L

低ナトリウム血症

- ナトリウム欠乏症（アジソン病、ネフローゼ症候群、ナトリウム喪失性腎症、下痢、嘔吐など）
- 水分過剰（心因性多飲症、低張性輸液製剤の過剰投与、ADH[*1]不適合分泌症候群など）
- その他（うっ血性心不全、肝硬変など）

● 何をみる？ ●

- ナトリウム（Na）は、飲食物を通じて経口摂取され、尿、汗などによって排出され、体液浸透圧、酸塩基平衡の維持に深くかかわっている。

どんなとき検査する？

- 一般的に血液検査を行うときには、ルーチンで血清Na値は測定されている。顕著な脱水症状がみられる場合や、意識障害、けいれんなどを認めた場合には積極的に検査する。

注意点

- 溶血に注意する。

観察のPOiNT

- 下表の項目について、注意深い観察およびモニタリングが必要である。
- 輸液速度や利尿薬の服用の有無をチェックする。

高ナトリウム血症	全身倦怠感、口渇、頭痛、発熱、落ち着きの欠如、けいれん、意識障害
低ナトリウム血症	全身倦怠感、食欲不振、悪心、頭痛、病的反射、仮性球麻痺、けいれん、意識障害

Memo

---

*1) ADH：antidiuretic hormone

血清カリウム（K）

(serum potassium)

検体材料 血清

ルーチンで測定されているが、心電図異常や脱力を認めた場合には積極的に検査する

高カリウム血症

- カリウム排泄障害（アジソン病、急性・慢性腎不全、代謝性アシドーシスなど）
- 細胞内カリウムの流出（溶血性疾患、代謝性アシドーシス、熱傷など）など

基準値：3.5～5.0mEq/L

低カリウム血症

- カリウム摂取不足（栄養不足）
- カリウム喪失（嘔吐、下痢、原発性アルドステロン症、急性腎不全利尿期など）
- 細胞内へのカリウムの移行（アルカローシスなど）

● 何をみる？ ●

- 生体内におけるカリウム（K）は細胞内の電解質の主成分で、主に細胞内液に存在し、血清中にも一定量存在している。

● どんなとき検査する？ ●

- 一般的に血液検査を行うときには血清K値はルーチンで測定されている。心電図異常（高カリウム血症、低カリウム血症）

や、脱力（低カリウム血症）を認めた場合には積極的に検査する。特に高カリウム血症では致死的不整脈を認めることがあるため、緊急性が高いことに注意する。

他の検査との関連

- 低カリウム血症は、嘔吐、下痢、利尿薬の使用、糖尿病ケトアシドーシス、尿細管性アシドーシスなどでよくみられる。

注意点

- 溶血に注意する。
- 高カリウム血症は緊急事態で生命にかかわるため、できるだけ早く結果を報告する必要がある。

観察のPOiNT

高カリウム血症	・心電図変化が最も重要である。初期の心電図変化はテント状T波などがみられ、さらにKが高値となるとPR間隔の延長、QRS幅の増大、P波の減高・消失がみられる。 ・不整脈（心室性期外収縮、心房粗細動、徐脈、房室ブロックなど）を生じやすく、胸部苦悶感や動悸などを認める。ほかに筋力低下や脱力がないかをみる
低カリウム血症	・症状の大半は非特異的である。食欲低下、悪心・嘔吐、麻痺性イレウス、脱力感など筋肉の症状が主であり、その他、心電図変化（T波の消失、U波の出現、QT間隔の延長）、ジギタリス中毒などがある

血清クロール（Cl）

(serum chloride)

検体材料 血清

🧑 酸塩基平衡異常の診断を行うときに検査する

高 ↑
- 下痢、嘔吐、多尿
- アルドステロン欠乏
- 呼吸性アルカローシス
- 尿細管性アシドーシスなど

基準値：98～108mEq/L

- 下痢、嘔吐
- アジソン病
- 呼吸性アシドーシス
- 急性・慢性腎不全
- 原発性アルドステロン症など

低 ↓

● 何をみる？ ●

- クロール（Cl）は、その多くが細胞外液中にナトリウム（Na）とともにNaClとして存在し、浸透圧や酸塩基平衡の調節などに重要な役割を果たしている。

● どんなとき検査する？ ●

- 酸塩基平衡異常の診断を行うときに検査する。

注意点

- 血清Cl値に異常がみられたら、他の電解質もチェックする必要がある。

観察のPOiNT

- 血中Cl濃度は原則として血中Naイオン濃度とほぼ並行して動き、Na濃度異常を起こす病態は同時にCl濃度異常も起こす。
- Naと異なる点としては、Clと同じ血中陰イオンである、酸塩基平衡に重要な意義をもつHCO_3^-の影響を受けることがあるため、アシドーシスやアルカローシスの有無をみることも必要である。

低クロール血症	全身倦怠感、食欲不振、悪心、頭痛、病的反射、仮性球麻痺、けいれん、意識障害
高クロール血症	全身倦怠感、口渇、頭痛、発熱、落ち着きの欠如、けいれん、意識障害

Memo

血清カルシウム（Ca）

(serum calcium)

検体材料 血清

高カルシウム血症、低カルシウム血症の病歴や症状・所見がある場合、原因となる病態・疾患を想定し検査する

高カルシウム血症

- 原発性副甲状腺機能亢進症
- 悪性腫瘍（肺がん［扁平上皮がん］、骨転移［多発性骨髄腫、前立腺がん、乳がんなど］）、成人T細胞白血病
- ビタミンD製剤過剰摂取、サイアザイド系利尿薬の内服など

基準値：8.4～10.4mg/dL

低カルシウム血症

- 過換気症候群などによるアルカローシス
- 慢性腎不全による活性型ビタミンD産生低下
- 副甲状腺機能低下症（特発性、遺伝性および頸部の手術や放射線治療による続発性）
- ビタミンD作用の低下（偏食、低栄養、日光曝露時間の不足）など

● 何をみる？ ●

- カルシウム（Ca）は生体内に約1kg存在し、その99％は硬組織（歯や骨）にあり、残り1％のうち0.1％が血清中に存

在している。
- 血清Caの50％前後はイオン型（Ca^{2+}）であり、生体内で酵素の活性化、血液凝固、筋収縮、神経刺激伝導などに必須の元素である。
- 血清Caは、血清リン（P）と対応させて、副甲状腺機能異常や骨疾患に関する検査として利用される。

どんなとき検査する？

- 高カルシウム血症、低カルシウム血症の病歴や症状・所見があるときに、その原因となる病態・疾患を想定して検査する。

観察のPOiNT

高カルシウム血症	・悪心、嘔吐 ・食欲不振 ・口渇、多飲 ・便秘、腹部膨満 ・脱力感
低カルシウム血症	・手指、足指、口唇周囲のしびれ感 ・不整脈 ・こむらがえり ・強直性けいれん ・テタニー

＊低アルブミン（Alb）血症の場合、見かけ上、血清Ca濃度は低値を示すため、以下の補正式を用いて補正する必要がある。

Ca補正値＝測定Ca値＋（4－血清Alb値）

リン (P)
(phosphorus)

検体材料 血清

中心静脈栄養患者、腎不全患者、透析患者ではルーチンで測定する

高 ↑
- 原発性副甲状腺機能低下症
- 慢性腎不全
- ビタミンD中毒など

基準値：2.5〜4.5mg/dL

低 ↓
- 原発性副甲状腺機能亢進症
- ビタミンD欠乏など

何をみる？

- リン（P）は成人では体内に約700gあるとされ、約85%が骨に、約15%は脳や神経などにある。骨や歯の形成、筋肉や内臓などのはたらきに作用している。

どんなとき検査する？

- 中心静脈栄養患者、腎不全患者、透析患者ではルーチンでPを測定する。
- 拒食症（神経性食思不振症）や飢餓などで長期間にわたり低栄養にあった患者にエネルギーを補充すると医原性の低リン血症を引き起こし（refeeding syndrome）、致死的になることがあるので、事前に必ず血清P値をチェックすることが必要である。

注意点

- 食事による影響を受けるので、空腹時に測定する。
- 血清Pは、血清カルシウム（Ca）濃度に左右されるため、同時に測定する。

観察のPOiNT

高リン血症	・ほとんどは無症状である ・低カルシウム血症を併発していればテタニーを含む低カルシウム血症の症状が出現することがある
低リン血症	・通常は無症状である ・重度の慢性欠乏状態では食欲不振、筋力低下、骨軟化症が生じることがある ・重篤な神経筋障害が引き起こされた場合には、進行性脳症や心不全、呼吸不全などを生じることがあり、バイタルサインや呼吸状態の観察が必要となる

Memo

血清鉄（Fe）
(serum iron)

検体材料 血清

眼瞼結膜蒼白、ふらつき、労作時呼吸苦など、貧血を疑ったときに行う

高
- ヘモクロマトーシス
- 再生不良性貧血
- 悪性貧血
- 急性肝炎など

基準値
男性：80～200μg/dL
女性：70～180μg/dL

低
- 鉄欠乏性貧血
- 悪性腫瘍
- 慢性炎症性疾患
- 妊娠後期など

● 何をみる？ ●

- 体内には約3～4gの鉄（Fe）が存在するが、30％ほどがフェリチンなどと結合して肝、脾などに貯蔵されている。残りはヘモグロビン鉄として存在している。
- 血清鉄はトランスフェリンと結合して存在している。

● どんなとき検査する？ ●

- 眼瞼結膜蒼白、ふらつき、労作時呼吸苦など、貧血を疑ったときに検査を行う。

● 他の検査との関連 ●

- 貧血の原因検索を行うためには、血清Feだけでは不十分である。血算（RBC[*1]、MCV[*2]など）、網状赤血球数、総鉄結合能（TIBC[*3]）、フェリチンなどとセットで診断する。

■ 小球性貧血の鑑別

	Fe	TIBC	フェリチン
鉄欠乏性貧血	↓	↑	↓
慢性疾患に伴う2次性貧血	↓	↓	↑

観察のPOiNT

- 基準下限以下の場合は、貧血症状（めまい、立ちくらみ、労作時の呼吸苦など）の有無、出血の有無などを確認する。
- 基準上限以上の場合は、輸血歴、急性肝炎、急性白血病などの有無を確認する。
- 血清Fe値は性差があり、女性は男性に比し低値を示す。月経による失血が主原因と考えられる。日内変動があり、朝高く、夜低い。年齢差があり、発育期や老人では低値傾向を示す。

---

*1) RBC : red blood cell
*2) MCV : mean corpuscular volume
*3) TIBC : total iron binding capacity

血清マグネシウム（Mg）
(serum magnesium)

検体材料 血清

中心静脈栄養を行っている患者や、腎不全患者に水酸化マグネシウムなどのマグネシウムを含む緩下薬が長期処方されている場合に検査する

高
- 急性・慢性腎不全
- 甲状腺機能低下症、アジソン病
- 高度脱水症、マグネシウム摂取過剰など

基準値：1.7〜2.6mg/dL

低
- 飢餓、タンパク栄養不良症、吸収不良症候群
- 小腸切除後、長期消化液吸引、下痢
- 急性腎不全利尿期、急性膵炎など

何をみる？

- マグネシウム（Mg）は人体に必須の物質で、体内ではその多くが骨と軟部組織にあるが、血液中にもわずかに存在する。不整脈、高血圧、虚血性心疾患などに深く関係していると考えられている。

どんなとき検査する？

- 中心静脈栄養を行っている患者では、Mg補充忘れや、Mgの不適切な投与量による血清Mg値異常が起こりやすいため、週1回はMg値のチェックを行う。
- 腎不全患者に水酸化マグネシウム（ミルマグ）などのMgを

含む緩下薬が長期処方されている場合には、高マグネシウム血症をきたしやすいため、Mg値のチェックが必要である。

注意点

- 血清Mg値異常の場合は、血清カルシウム（Ca）値、無機リン（Pi）値などの電解質の確認と同時に、亜鉛（Zn）、鉄（Fe）、銅（Cu）、マンガン（Mn）などの微量元素不足も併発しやすいので注意する。

観察のPOiNT

高マグネシウム血症	悪心・嘔吐、食欲不振、徐脈、起立性低血圧、傾眠、意識レベルの低下、腱反射の低下、低血圧、低カルシウム血症に関連した症状など
低マグネシウム血症	頻脈、不整脈、振戦、テタニー、筋力低下、けいれん（重度の場合）など。Mg欠乏では低カルシウム血症、低リン血症、低カリウム血症などの電解質異常を合併する

Memo

亜鉛（Zn）

(zinc)

検体材料 | 血清

皮膚炎、味覚・嗅覚異常、性腺機能不全、成長発育障害などを認めた場合に行う。中心静脈栄養・経腸栄養施行患者、透析患者では特に注意する

高
- 溶血性貧血
- 好酸球増加症など

基準値：60～120μg/dL

低
- 腸性肢端皮膚炎
- 肝疾患（肝がん、肝硬変など）
- 急性炎症性疾患
- 透析患者など

● 何をみる？

- 亜鉛（Zn）は代表的な必須微量金属で、血清中では約60％がアルブミン（Alb）と、残りがα2-ミクログロブリンと結合している。酵素の構成要素としてさまざまな代謝系の調節に関係している。
- Zn欠乏により、皮膚炎、味覚異常などが生じる。また、嗅覚異常、性腺機能不全、成長発育障害なども引き起こされる。これらを認めた場合、血清Zn値を測定し、亜鉛欠乏症の判定を行う。

どんなとき検査する？

- 皮膚炎、味覚・嗅覚異常、性腺機能不全、成長発育障害などを認めた場合にZnの検査を行う。
- 透析患者ではZnは欠乏しやすいので、血清Zn値の測定を検討する。

注意点

- 中心静脈栄養、経腸栄養では亜鉛欠乏症を起こしやすいので注意が必要である。

観察のPOiNT（Zn欠乏時）

- 免疫不全の低下から陰部の皮疹
- 創傷治癒の遅延、味覚障害
- 食欲低下からくる低栄養状態
- 口内炎
- 舌炎
- 脱毛
- 皮膚障害（口・鼻・眼瞼・外陰部のびらん）
- 爪変化
- うつ状態
- 小児の成長発育障害など

血糖(BS、GLU)

(BS：blood sugar、
GLU：glucose)

| 検体材料 | 血漿 |

> 高血糖、低血糖の病歴・症状・所見があるとき、糖尿病の確定診断および経過をみる場合に検査する

高
- 糖尿病
- 甲状腺機能亢進症
- クッシング症候群
- 原発性アルドステロン症
- 肝硬変、脳血管障害、肥満など

基準値：70〜109mg/dL

低
- 下垂体機能低下症、低グルカゴン血症、インスリノーマ、アルコール性低血糖、腎性糖尿
- 激しい運動、胃切除後など

● 何をみる？ ●

- 血中に存在する糖類として、乳糖、果糖、ガラクトース、五炭糖などがあるが、血糖として測定されるのはブドウ糖(グルコース)である。

● どんなとき検査する？ ●

- 高血糖、低血糖の病歴・症状・所見があるときに、その原因となる病態・疾患を想定して検査する。糖尿病の確定診断および経過をみる場合に、随時、ブドウ糖負荷をはじめとした負荷試験時に検査する。

他の検査との関連

- 血糖値は食事や身体中のホルモンの値によって変化するため、同時にホルモン値を採取し比較することで高血糖・低血糖の原因となる病態を解明することが多い。

■ **血糖値に影響する要因**

血糖を上げるホルモン	グルカゴン、成長ホルモン、副腎皮質ホルモン、甲状腺ホルモン、カテコラミン、ソマトスタチン、プロラクチン
血糖を下げる作用	インスリンのみ

注意点

- 血糖値は食事摂取によって上昇する。随時血糖を測定したい場合はいつでもよいが、空腹時血糖の測定時は、早朝の食事前に採取する。

観察のPOiNT

高血糖症状	口渇、空腹感、夜間の頻尿、皮膚の乾燥、瘙痒感、全身倦怠感、眠気
低血糖症状	空腹感、脱力感、手指の振戦、冷汗、動悸、倦怠感、動悸、不穏行動、けいれん、昏睡

糖化ヘモグロビン（HbA1c）

(hemoglobin A1c)

検体材料 EDTA加血液

糖尿病の病歴・症状・所見があるときに、糖尿病の確定診断の一項目として検査する

高
- 糖尿病
- 異常ヘモグロビン血症
- 高ビリルビン血症
- 慢性アルコール中毒症など

基準値 4.3〜5.8（JDS値）
4.6〜6.2（NGSP値）

低
- 血球寿命の短縮
- 溶血性貧血
- 多量出血など

何をみる？

- 糖化ヘモグロビン（HbA1c）は、ヘモグロビンとブドウ糖が非酵素反応によって結合したもので、「グリコヘモグロビン」とも呼ばれる。
- HbA1には、HbA1a、HbA1b、HbA1cの3種類が存在するが、そのうち約2/3をHbA1cが占める。高血糖になるとヘモグロビンが糖化される割合も高くなるため、HbA1cも高値となる。

どんなとき検査する？

- 糖尿病の病歴・症状・所見があるときに、糖尿病の確定診断の一項目として検査する。
- 糖尿病治療（内服薬、インスリンなど）の治療経過をみる場合、3か月の平均血糖コントロールの指標として用いる。

他の検査との関連

- HbA1cは約120日の平均の血糖値を表すが、もう少し短い期間の平均を表す検査としてフルクトサミン（過去約1～3週間の平均を表す）、糖化アルブミン（約2週間の平均を表す）などがある。

注意点

- 血糖値の測定と異なり、HbA1cの採血に関しては過去の報告によりほとんど食事の影響は受けないとされている。溶血がHbA1c値に強く影響するため、採血での溶血に注意する。

観察のPOiNT

異常高値	糖尿病であることが多く、高血糖状態が継続していたことが考えられる
異常低値	赤血球寿命の短縮（失血、溶血、悪性貧血、悪性新生物など）、肝硬変によるものが考えられるため、各疾患の鑑別が必要である

総コレステロール（TC）

(TC: total cholesterol)

検体材料　血清

脂質異常症の病歴、症状、所見があるときに、脂質異常の全体像の把握を目的として検査する

高

原発性
- 家族性高コレステロール血症
- 家族性複合型脂質異常症など

続発性
- 糖尿病
- 甲状腺機能低下症
- ネフローゼ症候群
- 肝がん、肝硬変など

基準値：120～219mg/dL

原発性
- 無・低β-リポタンパク血症、α-リポタンパク欠損症など

続発性
- 甲状腺機能亢進症、アジソン病、肝炎、肝硬変など

低

何をみる？

- コレステロールは代謝産物で、脊髄、肝臓、脳などの組織に分布しており、性ホルモンや胆汁酸生合成の原料となる。
- コレステロールの大部分は食事由来ではなく、多くは体内で合成される。
- 脂肪酸と結合していない遊離型（約1/3）、結合したエステル型（約2/3）があり、その２つを合わせたものが総コレステロール（TC）と呼ばれる。

どんなとき検査する？

- 脂質異常症の病歴、症状、所見があるときに、脂質異常の全体像の把握を目的として検査する。

注意点

- 脂質異常症の病態把握には、LDL-コレステロール（LDL-C）、HDL-コレステロール（HDL-C）、トリグリセリド（TG）の値も同時に測定する。

観察のPOiNT

高値	・栄養状態（栄養摂取量、BMI、腹囲など） ・飲酒歴 ・日々の運動量
低値	・栄養状態（栄養摂取量、BMI、体重の変化） ・下痢の有無

HDL-コレステロール(HDL-C)

(**HDL-C**:high density lipoprotein-cholesterol)

検体材料 血清、血漿

HDL-Cは各組織から過剰なコレステロールを運搬し異化させる作用があるため、動脈硬化を予防する

高
- 家族性高α-リポタンパク血症
- 原発性胆汁性肝硬変
- アルコール多飲など

基準値:40〜65mg/dL

低
- 糖尿病
- 慢性腎不全
- 甲状腺機能亢進症
- 肝障害
- 虚血性心疾患(心筋梗塞、狭心症)など

何をみる?

- HDL-コレステロール(HDL-C)は高比重リポタンパクで、脂質50%、タンパク質50%で構成された複合体である。
- 各組織から過剰なコレステロールを運搬し、異化させる作用があることから、動脈硬化を予防するはたらきがある。

どんなとき検査する?

- 脂質異常症の病歴、症状、所見があるときに、脂質異常の原因となる病態、疾患を想定して検査する。脂質異常症の確定診断のための必須項目。

注意点

- 脂質異常症の診断基準では、空腹時採血であることが基準。

観察のPOiNT（低値の場合）

- 肥満
- 喫煙
- 高血糖

ケアのPOiNT（低HDLコレステロール血症時）

- 青魚はHDL-C値を上げるだけでなく、LDL-C値を下げるエイコサペンタエン酸（EPA[*1]）などが含まれるため、EPAを逃さず食べられる鍋や刺身などをすすめる。
- 一部のマーガリン、加工食品には、LDL-C値を上昇させ、HDL-C値を低下させるトランス脂肪酸が含まれるため注意するように指導する。
- 定期的な運動は、LDL-C値を下げ、HDL-C値を上げる効果がある。そのため、運動する習慣をもてるよう、エレベーターより階段、近場へは歩いていくなど、できることからすすめる。
- 肥満自体もHDL-C値を下げるため、運動・食事により適正体重を維持するようにすすめる。
- 喫煙するとHDL-C値が低くなることがわかっているため、HDL-C値を上げるには禁煙が効果的である。

*1）EPA：eicosapentaenoic acid

LDL-コレステロール（LDL-C）

(LDL-C：low density lipoprotein-cholesterol)

検体材料 血清、血漿

> LDL-Cは「悪玉コレステロール」と呼ばれ、将来的に動脈硬化を引き起こすリスクファクターとされる

高 ↑
- 特発性高コレステロール血症、家族性高コレステロール血症
- 将来の虚血性心疾患、脳梗塞、糖尿病のリスクファクターなど

基準値：65～139mg/dL

低 ↓
- 無・低リポタンパク血症
- 肝硬変
- 甲状腺機能亢進症など

何をみる？

- LDL-コレステロール（LDL-C）は、コレステロールを肝臓から末梢組織へ運ぶ作用がある。
- LDL-Cが高値となると末梢組織に過剰にコレステロールを運搬してしまうため、「悪玉コレステロール」とも呼ばれ、将来的に動脈硬化を引き起こすリスクファクターとされる。

どんなとき検査する？

- 脂質異常症の病歴、症状、所見があるときに、脂質異常の原因となる病態、疾患を想定して検査する。
- 脂質異常症の確定診断のための必須項目である。

他の検査との関連

- 脂質異常症では治療薬にHMG-CoA[*1]還元酵素阻害薬であるスタチンを使用することが多いが、副作用として横紋筋融解症が出現してクレアチンキナーゼ（CK）が上昇することがあるので、経過をみる際に検査する。

注意点

- 脂質異常症の診断基準では、空腹時採血であることが基準となる。

観察のPOiNT

高値	・栄養状態（栄養摂取量、BMI、腹囲など） ・日々の運動量 ・高血圧などの随伴症状 ・黄色腫
低値	・栄養状態（栄養摂取量、BMI、体重の変化） ・下痢の有無 ・便の性状（吸収障害時、便は脂肪が多くやや白っぽい状態となる） ・神経症状や精神症状（倦怠感） ・成長障害 ・皮膚乾燥や湿疹 ・脱毛 ・出血傾向

*1) HMG-CoA：hydroxy-methylglutaryl-CoA

トリグリセリド(中性脂肪:TG)

(TG：triglyceride)

| 検体材料 | 血清 |

脂質異常症の病歴、症状、所見があるときに、脂質異常の原因となる病態、疾患を想定して検査する

高
- 家族性脂質異常症
- 糖尿病、高尿酸血症
- ネフローゼ症候群
- クッシング症候群
- アルコール性脂肪肝
- 甲状腺機能低下症など

基準値：30～149mg/dL

- 無β-リポタンパク血症
- 甲状腺機能亢進症
- 吸収不良症候群
- 肝障害（肝硬変、肝炎など）など
低

何をみる？

- トリグリセリド（TG：中性脂肪）は、グリセロールに3分子の脂肪酸がエステル結合した物質で、食事で摂取される脂肪の大部分を占め、エネルギー源として利用されている。余ったTGは肝臓や脂肪組織に蓄積される。

どんなとき検査する？

- 脂質異常症の病歴、症状、所見があるときに、脂質異常の原

因となる病態、疾患を想定して検査する。脂質異常症の確定診断のための必須項目。

注意点

- 検体採取時の食事による影響は非常に強い。食事、飲酒ともに影響を受けるため、絶食開始から12時間後の採血が原則となる。

観察のPOiNT（高値の場合）

- 栄養状態
- BMI
- 腹囲など
- 飲酒歴
- 日々の運動量

ケアのPOiNT（高コレステロール血症時）

- 高カロリー・高脂肪食を控え、標準体重当たり25〜30kcal程度を目安に指導する。
- アルコール摂取を控えるように指導する。
- 禁煙を指導する。
- 運動不足はTG値を上昇させるため、日常生活で運動する習慣をもてるよう指導する。
- 肥満はTG値を上昇させるため、食事および運動指導を通した適正体重の維持をすすめる。

リポタンパク
(lipoprotein)

検体材料 血清

リポタンパク異常症の病歴、症状、所見があるときに、異常の原因となる病態・疾患を想定して検査する

高

HDL
- 肝性トリグリセリドリパーゼ欠損症、CETP[*1]欠損症

VLDL、LDL
- 高リポタンパク血症など

基準値
- HDL：男性：29〜50%
- 　　　女性：34〜53%
- VLDL：男性：8〜29%
- 　　　 女性：3〜23%
- LDL：男性：44〜55%
- 　　　女性：42〜53%

HDL
- 家族性低HDL血症、タンジール病

VLDL、LDL
- 無β-リポタンパク血症、低β-リポタンパク血症など

低

● 何をみる？ ●

- 脂質はそのままでは水に溶けないため、血中ではアポタンパクと結合してリポタンパクとして存在しており、HDL-コレ

ステロール（HDL-C）、LDL-コレステロール（LDL-C）もリポタンパクの1種である。

どんなとき検査する？

- リポタンパク異常症の病歴、症状、所見があるときに、リポタンパク異常の原因となる病態・疾患を想定して検査する。

注意点

- 食事・飲酒の影響を受けることから、絶食開始から12時間後の採血が原則。

観察のPOiNT

高値	・栄養状態（栄養摂取量、BMI、腹囲など） ・飲酒歴 ・日々の運動量 ・肝・膵腫大 ・黄色腫
低値	・下痢の有無 ・便の性状（吸収障害時、便は脂肪が多くやや白っぽい状態となる） ・神経症状 ・精神症状（倦怠感） ・成長障害 ・皮膚乾燥 ・湿疹 ・脱毛 ・出血傾向

*1) CETP: cholesteryl ester transfer protein

AST(GOT)/ALT(GPT)

検体材料 血清

ASTは、腎臓、肺、心臓、筋、血液などが破壊されるような病態を想定する場合に、ALTは肝細胞中に多く存在するため肝機能検査として行われる

高

肝疾患
- ウイルス性急性・慢性肝炎
- 肝硬変
- 薬物性肝障害
- アルコール性肝障害など

心疾患
- 心筋梗塞
- 心筋炎など

胆道・膵臓疾患
- 胆石・胆道炎
- 胆嚢がん
- 総胆管結石
- 胆管がんなど

筋疾患
- 多発性筋炎
- 筋ジストロフィーなど

基準値
AST:10〜40IU/L
ALT:5〜45IU/L

低
- 臨床的意義は低い

何をみる？

- AST(GOT)とALT(GPT)は、ほぼすべての臓器に存在する酵素で、両者とも同じようなはたらきをしている。
- ASTは心筋、腎臓、肝臓、骨格筋に多く存在するが、ALTは肝細胞中に多く存在するため肝機能検査として用いられる。

(AST: aspartate aminotransferase, ALT: alanine aminotransferase)
(GOT: glutamic oxaloacetic transaminase, GPT: glutamic pyruvic transaminase)

どんなとき検査する？

- 薬物・漢方・アルコール摂取、ウイルス性肝炎、循環不全など肝機能異常を疑わせる病歴、全身倦怠感、黄疸など肝機能異常に伴う症状、白色便など閉塞性黄疸に伴う症状を認めた場合に、その原因となる病態・疾患を推定して検査する。
- ASTは腎臓、肺、心臓、筋、血液にも含まれるため、これらが破壊されるような病態を想定する場合にも検査を行う。

観察のPOiNT

肝疾患 （肝細胞障害）	・全身症状（ショック状態、発熱、全身倦怠感、黄疸、クモ状血管腫、皮下出血など） ・腹部症状（肝腫大、食欲不振、腹部膨満感、悪心・嘔吐など） ・肝性脳症による症状（意識障害、手指の振戦、羽ばたき振戦、不眠など） ・門脈循環障害による症状（腹水、食道[胃]静脈瘤、腹壁静脈の怒張）
急性心筋梗塞	・胸痛の部位、性質、程度（多くの場合、激烈な胸部痛が30分以上継続） ・胸痛の誘因 ・放散痛の有無（肩〜腰の内側、背中、咽頭、顎、歯など） ・随伴症状（冷感、ショック症状、不整脈、呼吸困難、悪心・嘔吐など）
筋疾患	・筋力低下、関節痛、嚥下障害、皮膚症状など

乳酸脱水素酵素（LDH）
LDHアイソザイム

(LDH: lactate dehydrogenase
LDH isozymes)

| 検体材料 | 血清 |

①肝・胆道系疾患、膵炎、②心筋障害、③腎梗塞、肺梗塞などの梗塞性疾患、④筋疾患、⑤溶血性貧血、⑥悪性腫瘍が疑われる場合に行う

高

LDH1、LDH2
- 悪性貧血、急性心筋梗塞、溶血性貧血など

LDH2、LDH3
- 白血病、悪性リンパ腫など

LDH5
- 急性肝炎、原発性肝がん、肝硬変など

基準値
LDH：120～245 IU/L
LDH1：20～35%、LDH2：30～40%
LDH3：20～30%、LDH4：5～15%
LDH5：2～15%

低
- 臨床的意義は低い

何をみる？

- 乳酸脱水素酵素（LDH）は、生体組織のほとんどに存在す

る酵素である。
- LDHは5種類のアイソザイム（LDH1〜5）があるが、それぞれ存在部位や分子構造が異なるため、各LDHを分析することで、どの部位に異常が生じているかを推定できる。

どんなとき検査する？

- 肝・胆道系疾患、膵炎が疑われる場合、心筋梗塞など心筋障害が疑われる場合、腎梗塞、肺梗塞などの梗塞性疾患が考えられる場合、多発筋炎、皮膚筋炎など筋疾患が疑われる場合、溶血性貧血、悪性腫瘍が考えられる場合に検査する。
- 悪性腫瘍では治療に対する反応を判断するうえでたいへん有用な場合があり、効果判定目的で測定することがある。

注意点

- 溶血により高値となるため注意する。

観察のPOiNT

- LDHの"急激な"上昇時は、ダメージを受けている臓器の範囲が大きいことを示している。AST・ALT両者の上昇を伴うLDHの上昇は劇症肝炎などの肝障害を、クレアチンキナーゼ（CK）、ASTの上昇を伴うLDHの上昇は心筋梗塞を疑う。

アルカリホスファターゼ（ALP）
ALPアイソザイム
(ALP：alkaline phosphatase
ALP isozyme)

検体材料 血清

主に、閉塞性黄疸や肝内胆汁うっ滞、肝内占拠性病変が疑われる場合に検査する

高 ↑

ALP1、ALP2（肝由来）
- 肝障害、胆道系疾患など

ALP3（骨由来）
- 骨代謝系疾患など

ALP4（胎盤由来）
- 臨床的意義は低い

ALP5（小腸由来）
- 肝障害など

ALP6（IgGと結合）
- 臨床的意義は低い

基準値：80〜260IU/L

低 ↓
- 甲状腺機能低下症など

＊ALPが異常値を示した場合、どのアイソザイムが存在するかが重要であり、その分画比（％）を求めることに意義があるわけではない。

● 何をみる？ ●

- アルカリホスファターゼ（ALP）は、アルカリ領域でリン酸エステルを加水分解する酵素で、ほとんどの臓器に存在している。

どんなとき検査する？

- 閉塞性黄疸や肝内胆汁うっ滞、肝内占拠性病変が疑われる場合に検査を行う。また前立腺がん、乳がんなど、造骨性の骨転移をきたすがんの場合、転移の有無を検索する目的でも検査を行う。
- 甲状腺機能亢進症、副甲状腺機能亢進症、くる病でも上昇が認められるため、これらが疑われる場合にも検査する。

注意点

- 原則として空腹時に採血する。

観察のPOiNT

肝・胆道系疾患	・黄疸の部位と程度、ビリルビン尿、灰白色便、全身瘙痒感の有無 ・発熱、全身倦怠感 ・右季肋部痛、食欲不振、悪心・嘔吐 ・出血傾向（紫斑［点状出血、斑状出血］、粘膜出血［歯肉出血、鼻出血、血尿］など）
甲状腺機能亢進症	・頻脈、不整脈、手の振戦、疲労感など
骨疾患	・疼痛、関節痛、しびれなど

クレアチンキナーゼ（CK）
CKアイソザイム
(**CK**：creatine kinase
CK isozymes)

| 検体材料 | 血清 |

脳の組織が損傷される疾患、心筋梗塞、筋炎、脳血管障害などの急性期を疑う場合測定する。特に心筋梗塞急性期の診断には最も重要な検査である

↑高

CK-BB
- 脳梗塞、脳挫傷、悪性腫瘍など

CK-MM
- 多発性筋炎、甲状腺機能低下症、横紋筋融解症など

CK-MB
- 急性心筋梗塞、心筋炎など

基準値
CK：男性：57～197 IU/L、女性：32～180 IU/L
CK-MB：5％以下
CK-BB：2％以下

↓低
- 甲状腺機能亢進症など

何をみる？

- クレアチンキナーゼ（CK）は骨格筋や心筋、平滑筋、脳に

多く含まれる酵素で、エネルギー代謝に関連したはたらきをもっている。

どんなとき検査する？

- 血中CK値は筋肉や脳の組織が損傷される疾患、心筋梗塞、筋炎、脳血管障害などの急性期を疑う場合に測定する。特に心筋梗塞急性期の診断では最も重要な検査。
- CK値の上昇が何に由来するかが不明の場合には、CKアイソザイムも併せて測定する。
- 脂質異常症治療薬であるHMG-CoA還元酵素阻害薬（スタチン［特にフィブラート系と併用している場合］）を内服している患者には、副作用として知られている横紋筋融解症をみつける目的で測定する。

注意点

- 疾患によらない筋組織の障害、たとえば激しいスポーツ、肉体労働、こむらがえり、筋肉注射の後などによってもCK値が上昇することがあり、異常値を認めた場合には、まずこれらがないことを確認する必要がある。
- 溶血により高値となるため、転倒混和はゆっくり行う。

クレアチンキナーゼ-MB(CK-MB)

(**CK-MB**:creatine kinase-MB)

| 検体材料 | 血清 |

心筋梗塞、心筋炎、心膜炎、心臓外傷といった心筋細胞の障害が起こる疾患が疑われる場合に検査する

高
- 急性心筋梗塞
- 心筋炎
- 心膜炎
- 心臓外傷など

基準値
定性：5％以下
定量：15〜25IU/L

何をみる？

- クレアチンキナーゼ-MB（CK-MB）は、3種類あるクレアチンキナーゼ（CK）のアイソザイムのうちの1つである。
- CK-MBは心筋由来の逸脱酵素であるため、心筋梗塞などがあると血中の値が上昇する。

どんなとき検査する？

- 心筋梗塞に代表される心筋障害が認められる場合に上昇する。そのため、心筋梗塞、心筋炎、心膜炎、心臓外傷といった心筋細胞の障害が起こる疾患が疑われる場合に検査を行う。

注意点

- 溶血により高値となるため、転倒混和はゆっくり行う。

COLUMN　解釈モデル（Explanatory model）とは？

　患者が自らの病気をとらえている解釈の枠組みを、解釈モデル（または説明モデル）という。ハーバード大学医学部医療人類学と精神医学の教授のKleinmann.Aが提唱した概念で、自らが米国とアジアの医療現場を観察した結果をもとに、1978年、Annals of internal Medicineの論文[1]や、臨床人類学という教科書[2]のなかで説明している。

　解釈モデルを把握するために必要な質問内容は、以下のようなものである。
①あなたの病気の原因は何だと思いますか？
②どうして今病気になったのだと思いますか？
③今回の病気はあなたにとってどのような意味がありますか？
④病気はどのくらい重いと思っていますか？
⑤どのような治療を受けるべきだと思っていますか？

　Kleinmannは、患者の病気に対する理解や医師に期待することが、医師が予想している内容と著しく異なることが多いということを見出し、このギャップを埋めるために解釈モデルの重要性を提唱している。患者自身が考えている自分の病気の解釈のストーリーを、患者の口から患者の言葉で明らかにする。これにより、両者のコミュニケーションギャップを少なくし、患者にとってより納得、満足のいく診療が進めていけるようになる[3]。

1）Annals of internal Medicine 88：Culture, Illness, and Care Clinical Lessons from Anthropologic and Cross-Cultural Reserch: 251〜258, 1978.
2）Kleinman A: Patients and healers in the context of culture: an exploration of the borderland between anthropology, medicine, and psychiatry, Berkeley, University of California Press. 104〜118, 1980.
3）日本医学教育学会 医学医療教育用語辞典編集委員会編：医学医療教育用語辞典．照林社，東京，51．

小松康弘, 谷口誠編：内科研修の素朴な疑問に答えます. メディカル・サイエンス・インターナショナル，東京，2009：5. より引用

アミラーゼ (AMY) アミラーゼアイソザイム

(AMY: amylase amylase isozymes)

| 検体材料 | 血清 |

背部痛を伴う心窩部痛などの膵炎に典型的な症状を認める場合、顎下腺の腫脹など唾液腺炎を疑わせる症状を認める場合に検査する

P型
- 急性膵炎、慢性膵炎の増悪時、膵がん、胆道系疾患など

S型
- 耳下腺炎、悪性腫瘍（卵巣がん、肝がん、骨髄腫など）など

P型およびS型
- 慢性腎不全など

基準値
アミラーゼ：66〜200 IU/L
アイソザイムP型：30〜60%
アイソザイムS型：40〜70%

何をみる？

- アミラーゼ（AMY）はデンプンを加水分解する酵素で、膵

由来の酵素であるP型と、唾液腺由来のS型の２つのアイソザイムがある。

どんなとき検査する？

- アルコール多飲、高トリグリセリド血症、胆石の既往などの膵炎を疑わせる病歴、背部痛を伴う心窩部痛などの膵炎に典型的な症状を認める場合、顎下腺の腫脹など唾液腺炎を疑わせる症状を認める場合に検査を行う。

観察のPOiNT（急性膵炎時）

- バイタルサイン（血圧低下・頻脈やショック症状、意識障害、呼吸困難など。重症型では、活性化した膵酵素、各炎症性メディエーターによる全身性の血管透過性亢進と凝固系異常［出血傾向、DIC[*1]など］を背景とし、循環不全、呼吸不全、腎不全などの重要臓器障害を併発しうる）
- 腹痛（心窩部を中心とする上腹部の持続する疼痛）
- 背部痛（放散痛）
- 腹膜刺激症状
- 悪心・嘔吐、腹部膨満感（腹水貯留や腸管麻痺に伴い出現しやすい）
- 黄疸、瘙痒感

---

*1）DIC：disseminated intravascular coagulation

リパーゼ
(lipase)

| 検体材料 | 血清 |

急性膵炎、慢性膵炎急性増悪、膵がんなどが疑われる場合に検査する

高
- 急性・慢性膵炎
- 膵がん
- 膵管閉塞など

基準値：11～53 IU/L

低
- 慢性膵炎（末期）
- 膵がん（末期）
- 膵全摘後など

何をみる？

- リパーゼは、脂肪をトリグリセリド（TG：中性脂肪）や脂肪酸などに加水分解する酵素で、脂肪を腸管から吸収しやすくするはたらきをもつ。
- リパーゼは膵臓でつくられ、膵実質の障害や膵管の狭窄・閉塞による膵液のうっ滞などで血中に逸脱し、高値をきたす。

どんなとき検査する？

- 急性膵炎、慢性膵炎急性増悪、膵がんなどが疑われる場合に測定する。急性膵炎診断に対する感度・特異度は血中アミラーゼよりも高く、血中アミラーゼが陰性の場合でも、臨床的に膵炎が疑われる場合には測定する。

注意点

- 空腹時採血でただちに測定するのが望ましい。

観察のPOiNT（急性膵炎時）

- リパーゼはアミラーゼよりも、膵、膵周囲疾患に特異的であることから、急性膵炎時ではほぼ100%高値を示す。
- バイタルサイン（血圧低下・頻脈やショック症状、意識障害、呼吸困難など。重症型では、活性化した膵酵素、各炎症性メディエーターによる全身性の血管透過性亢進と凝固系異常［出血傾向、DICなど］を背景とし、循環不全、呼吸不全、腎不全などの重要臓器障害を併発しうる）
- 腹痛（心窩部を中心とする上腹部の持続する疼痛）
- 背部痛（放散痛）
- 腹膜刺激症状
- 悪心・嘔吐、腹部膨満感（腹水貯留や腸管麻痺に伴い出現しやすい）
- 黄疸、瘙痒感

Memo

γ-GTP（γ-グルタミルトランスペプチダーゼ）

（γ-GTP：γ-glutamyl transpeptidase）

| 検体材料 | 血清 |

アルコール性肝障害において高値を認めるため、アルコール性肝障害が疑われる場合に測定される

高
- アルコール性肝炎
- 急性・慢性肝炎
- 肝硬変
- 肝がん
- 胆汁うっ滞性肝障害など

基準値
男性：10～50 IU/L
女性：9～32 IU/L

何をみる？

- γ-GTP（γ-グルタミルトランスペプチダーゼ）は、腎、膵、肝に多く含まれる転移酵素で、γ-グルタミル基を他のペプチドやアミノ酸に転移する。
- ウイルス性肝炎、アルコール性肝炎に代表される肝障害、肝内・肝外胆汁うっ滞を認める場合に高値となる。

どんなとき検査する？

- 肝・胆道系障害のスクリーニングに用いられる。特にアルコール性肝障害において高値を認めるため、アルコール性肝障害が疑われる場合に測定される。

- γ-GTPの上昇が特に意味をもつのは、アルコール性肝障害時である。アルコール摂取量とほぼ相関するため、禁酒・アルコール制限が守られているかの指標となる。

観察のPOINT（アルコール性肝障害時）

- 飲酒歴（量・期間・最終の飲酒日時）の把握（アルコール離脱症状の出現に留意するため、最終の飲酒日時を正確に把握する）
- アルコール離脱症状（振戦、発汗、頻脈、不安、焦燥感、不眠、せん妄症状など［禁酒後6～96時間後に発症］、アルコール離脱けいれん発作［多くは禁酒後48時間以内に発症］）
- 食欲不振、体重減少、全身倦怠感
- 悪心・嘔吐、腹痛、下痢
- 肝腫大の程度、腹部膨満感
- 黄疸の有無

Memo

コリンエステラーゼ（ChE）

(ChE：cholinesterase)

| 検体材料 | 血清 |

肝臓によるタンパク合成の低下を反映することから、肝機能障害の程度を判断するために検査する

高
- ネフローゼ症候群
- 肝がん、脂肪肝
- 甲状腺機能亢進症など

基準値：180〜466 IU/L

低
- 肝障害（肝硬変、慢性肝炎、肝がん、劇症肝炎）
- 栄養失調
- 消耗性疾患など

何をみる？

- コリンエステラーゼ（ChE）は、種々のコリンエステルをコリンと有機酸に加水分解する酵素で、肝臓で産生されている。

どんなとき検査する？

- ChEの低下は、肝臓によるタンパク合成の低下を反映するため、肝機能障害の程度を判断する目的で測定する。
- 栄養状態も反映するため、栄養状態の判断を行う場合にも測定することがある。

観察のPOiNT

- 肝硬変においてChEが徐々に低下するときは肝不全の徴候であり、腹水、黄疸、肝性脳症などの症状に注意が必要である。

ケアのPOiNT（肝細胞障害時）

症状の観察と異常の早期発見	・経時的にバイタルサインを測定、症状を観察、異常の早期発見に努める
肝庇護のための安静の確保	・肝血流量を増加させ、肝細胞の再生を促進する。また、安静臥床によりエネルギー消費が減少し、肝臓の機能の負担を軽減できる
食事療法の援助	・肝庇護食（高タンパク、適正エネルギー、高ビタミン食）、腹水がある場合は、水分・塩分の制限を行う。飲水制限により口渇感が強いときは、氷やレモン汁などでやわらげ、制限を守れるようにする
黄疸へのケア	・黄疸によるボディイメージの変化への援助を行う
腹水貯留時のケア	・腹部膨満や浮腫により皮膚粘膜が脆弱化し、傷つきやすく、褥瘡発生のハイリスク状態となる。皮膚の保清・保湿を行う
安全対策	・腹水貯留や浮腫に伴う歩行時のふらつき、転倒を予防する

トリプシン
(trypsin)

| 検体材料 | 血清 |

最も膵特異性の高い酵素であるため、膵炎、膵がんなどの膵臓疾患を疑った場合に検査する

高
- 急性膵炎、慢性膵炎の急性増悪時
- 膵がん、膵嚢胞など

基準値：100〜550ng/mL

低
- 慢性膵炎の非代償期、膵がん
- 広範な膵切除後など

● 何をみる？ ●

- トリプシンは、膵で産生されて十二指腸に分泌される消化酵素である。
- 膵以外の臓器には存在しないため、アミラーゼやリパーゼよりも膵特異性が高い。

● どんなとき検査する？ ●

- トリプシンは最も膵特異性の高い酵素であるため、膵炎、膵がんといった膵臓疾患を疑った場合に測定する。
- 慢性膵炎が進行した場合は膵外分泌機能が失われるが、この膵外分泌機能の評価を行う目的でも測定する。

観察のPOiNT（急性膵炎時）

- バイタルサイン（血圧低下・頻脈やショック症状、意識障害、呼吸困難など。重症型では、活性化した膵酵素、各炎症性メディエーターによる全身性の血管透過性亢進と凝固系異常［出血傾向、DICなど］を背景とし、循環不全、呼吸不全、腎不全などの重要臓器障害を併発しうる）
- 腹痛（心窩部を中心とする上腹部の持続する疼痛）
- 背部痛（放散痛）
- 腹膜刺激症状
- 悪心・嘔吐、腹部膨満感（腹水貯留や腸管麻痺に伴い出現しやすい）
- 黄疸、瘙痒感

Memo

心筋トロポニンT

(cardiac troponin T)

検体材料 | 血清

主に急性心筋梗塞が疑われた場合に検査する

高
- 急性心筋梗塞
- 不安定狭心症、心筋炎など

基準値：0.10ng/mL以下（ECLIA法）

低
- 臨床的意義は低い

何をみる？

- トロポニン複合体には、トロポニンC、T、Iの3種類が存在するが、トロポニンTとトロポニンIは骨格筋と心筋においてアイソフォームが異なっている。心筋トロポニンTと心筋トロポニンIは骨格筋に存在しないため、心筋特異性が非常に高い。

どんなとき検査する？

- 主に急性心筋梗塞が疑われた際に検査する。

注意点

- 腎機能障害がある場合は、偽陽性となることもあるので注意する。

観察のPOiNT

心筋梗塞	・胸痛の部位、性質、程度（多くの場合、激烈な胸部痛が30分以上継続） ・胸痛の誘因 ・放散痛の有無（肩～腰の内側、背中、咽頭、顎、歯など） ・随伴症状（冷感、ショック症状、不整脈、呼吸困難、悪心・嘔吐など）
狭心症	・胸痛、胸部絞扼感、胸部圧迫感（15分以内に消失することが多い） ・胸痛の誘因 ・放散痛の有無（肩～腕の内側、背中、咽頭、顎、歯など） ・随伴症状（動悸、不整脈、呼吸困難、頭痛、悪心・嘔吐など）
心筋炎	・感冒様症状（発熱、咳、頭痛、咽頭痛、全身倦怠感など）、胸痛、動悸、不整脈、呼吸困難感など

Memo

ビタミン
(vitamin)

| 検体材料 | 血清 |

> ビタミンは、体内で合成することができないため、食物によって摂取する必要がある

基準値
ビタミンA：30～80μg/dL
ビタミンB₁：20～50ng/dL
ビタミンB₂：66～111ng/dL
ビタミンB₆：4～17ng/dL
ビタミンB₁₂：260～1050pg/dL
葉酸：4.4～13.7ng/mL

何をみる？

- ビタミンは、生理機能の維持に必要不可欠な微量の有機物の総称である。体内で合成することができないため、食物によって摂取する必要がある。

どんなとき検査する？

- 151ページに示す表と同様な症状を認めたときには、ビタミン欠乏症を疑い検査を行う。

■各種ビタミン欠乏症と主な症状

欠乏症	主な症状
ビタミンA欠乏症	夜盲症
ビタミンB_1欠乏症	脚気、ウェルニッケ脳症
ビタミンB_2欠乏症	口角炎、口唇炎、口内炎、舌炎
ビタミンB_6欠乏症	貧血、多発性末梢神経炎
パントテン酸欠乏症	四肢のしびれ、足の灼熱感
ナイアシン欠乏症	ペラグラ（皮膚炎、下痢、痴呆）
葉酸欠乏症	巨赤芽球性貧血、胎児の二分脊椎症（妊娠中に欠乏した場合）
ビオチン欠乏症	皮膚炎、脱毛、筋肉痛
ビタミンB_{12}欠乏症	巨赤芽球性貧血
ビタミンC欠乏症	壊血症
ビタミンD欠乏症	くる病、骨軟化症
ビタミンE欠乏症	溶血性貧血、浮腫・脱毛（未熟児）
ビタミンK欠乏症	出血傾向、新生児メレナ

注意点

- 早朝空腹時に採取する。

ICG試験（インドシアニングリーンテスト）

(ICG: indocyanine green test)

| 検体材料 | 血清 |

慢性肝疾患の肝予備能を知りたい場合に実施する。肝硬変の診断や重症度判定、予後の推定を行う

高
- 肝炎
- 肝硬変
- 体質性黄疸
- 胆汁流出障害
- 脂肪肝
- うっ血性心不全など

停滞率：10％以下（15分値）

何をみる？

- ICG（インドシアニングリーン）は、血中に投与すると、肝臓によってのみ摂取され、その後ほとんどが胆汁から排泄される。腸管では再吸収されない。このような特徴から、色素の肝への流入、摂取、肝内処理、胆汁への排泄といった、各過程の障害を全体として検出することができる。ICGは特に肝臓の血流量や色素の摂取能力を反映するとされる。

どんなとき検査する？

- 慢性肝疾患の肝予備能を知りたい場合に実施する。肝硬変の診断や重症度判定、予後の推定を行う。
- 外科手術に際して肝臓の予備能を知り、切除可能な範囲を決定する際に行う。

- 体質性黄疸の診断を行う場合にも行う。ロータ―症候群、ジルベール症候群、デュビン・ジョンソン症候群などの体質性黄疸の鑑別に役立つ。

● **注意点** ●

- 早朝の空腹時に、安静臥床状態で行う。
- 体重測定を行い、体重当たり必要な試薬を準備する。
- 造影剤などヨードアレルギーの既往がある場合には禁忌である。
- 黄疸のある患者には行わない。
- 脂質異常症がある場合は測定に影響がある。
- 心不全で肝血流量が低下しても高値になる。

COLUMN　傾聴することの大切さ

　ウィリアム・オスラー医師は「患者さんの訴えに耳を傾けなさい。そこに診断名があるから」という言葉を残している。この言葉は、傾聴の大切さを示す2つの意味をもつ。
　1つ目は、患者は訴えを聴いてもらうために医療機関を訪れているということである。患者は訴えを十分に聴いてもらうことで初めて満足する。時間がなくても、患者の目を見て、訴えを傾聴する姿勢が何よりも大切である。
　2つ目は、患者の訴えには診断につながる重要な情報が含まれるということである。診断に至るためには、初めから高度な検査を積み重ねるよりも、初めは患者の訴えにゆっくりと耳を傾けるほうが近道だということを示している。

血液ガス／酸塩基平衡

(blood gases/acid-base balance)

検体材料　血液

呼吸の問題（呼吸不全、人工呼吸器使用患者）、代謝の問題（糖尿病ケトアシドーシスの患者、原因不明の血圧低下患者、心肺停止患者など）が疑われた場合にみる

高　PCO_2
- 肺胞低換気
- 呼吸筋・神経障害
- 肺・胸膜疾患など

基準値
PO_2[*1]：80～100Torr
PCO_2[*2]：35～45Torr
pH：7.36～7.44
HCO_3^-：22～26mEq/L
BE：－2～＋2 mEq/L
SaO_2[*3]：93～98%

PO_2
- 呼吸不全など

PCO_2
- 過換気症候群
- 代謝性アシドーシスの呼吸性代償
- 妊娠、発熱、運動など

低

何をみる？

- 血液ガス検査では、生体内が酸性かアルカリ性か、また呼吸の問題でそれが起こっているのか、代謝の問題でそれが起こっているのかを推定することができる。
- 血液ガス検査の結果、重要なのはpH、PO_2、PCO_2、HCO_3^-、塩基過剰（base-excess）、基本的な電解質（Na、K、Cl）、血糖値である。

どんなとき検査する？

- 血液ガス検査は呼吸の問題を疑った場合（呼吸不全、人工呼吸器使用患者）、代謝の問題を疑った場合（糖尿病ケトアシドーシスの患者、原因不明の血圧低下患者、心肺停止患者など）に行う。

注意点

- 測定は動脈血のヘパリン採血（血液ガス採取用キット）により行う。採取後10分以内に、氷冷してもできるかぎりすみやかに測定する。
- 採取前20～30分安静にさせ、脈拍数・呼吸数が安定するのを待つ。
- 血液ガス検査は検体採取後、すぐに検査機器（全自動血液ガス・電解質分析装置）に投入しないと正確な結果が得られないため、検体が採取されたらすみやかに検査機器に向かう。

*1) PO_2 : partial pressure of oxygen
*2) PCO_2 : partial pressure of carbon dioxide
*3) SaO_2 : arterial oxygen saturation

観察のPOiNT

- 呼吸回数、脈拍などのバイタルサインのチェック。呼吸苦の有無の確認、さらにパルスオキシメーターで経皮的動脈血酸素飽和度（SpO_2）の監視を行う。
- 酸塩基平衡障害の疾患と症状

	特　徴	症　状
代謝性アシドーシス	一時的にHCO_3^-が減少する病態	悪心・嘔吐、重篤な場合には、血圧低下、肺水腫、クスマウル大呼吸、心室性不整脈。慢性では骨軟化症、高カルシウム尿症
代謝性アルカローシス	一時的にHCO_3^-が増加する病態	食欲不振、嘔吐、不整脈、呼吸中枢の抑制、テタニー、筋肉の興奮性亢進
呼吸性アシドーシス	肺胞低換気、すなわちPCO_2増加に起因する酸塩基平衡障害	**急性呼吸性アシドーシス**：呼吸数増加、発汗、頭痛、めまい、顔面紅潮、悪心、血圧上昇、頻脈。重篤な場合は、心拍出量減少、血圧低下、傾眠、意識消失、けいれん **慢性呼吸性アシドーシス**：基礎疾患の症状のみのことが多い
呼吸性アルカローシス	肺胞過換気、すなわちPCO_2減少に起因する酸塩基平衡障害	**急性呼吸性アルカローシス**：頭痛、めまい、イオン化カルシウム減少によるテタニーや筋けいれん、知覚異常、意識障害 **慢性呼吸性アルカローシス**：基礎疾患の症状のみのことが多い

- 低酸素血症・高二酸化炭素血症の症状

低酸素血症の症状	呼吸回数増加、呼吸苦
高二酸化炭素血症の症状	呼吸苦、意識混濁、不安、不穏、混迷。高度な場合、幻覚、躁状態

Part IV

免疫血清検査・輸血

1. 自己免疫・アレルギー
2. 血漿タンパク
3. ホルモン
4. 感染症
5. 腫瘍マーカー
6. 輸血

リウマトイド因子(RF)

(**RF**：rheumatoid factor)

| 検体材料 | 血清 |

関節リウマチを疑ったときに検査する

陽性
- 関節リウマチ
- 全身性エリテマトーデス（SLE[*1]）
- シェーグレン症候群
- 肝疾患（慢性肝炎、肝がん、肝硬変）
- 強皮症
- 多発性筋炎、皮膚筋炎など

基準値
定性：陰性（－）
定量：30 IU/L未満

何をみる？

- リウマトイド因子（RF）とは、免疫グロブリンG（IgG）のFc部分に対する自己抗体のことを指す。関節リウマチ患者の約80％にみられる。

どんなとき検査する？

- 関節リウマチを疑ったときに検査する。

[*1] SLE：systemic lupus erythematosus

観察のPOiNT（関節リウマチの場合）

関節症状	・朝のこわばり、疼痛、腫脹、圧痛 ・関節の変形の有無とその程度 ・関節症状の範囲と発症部位
全身症状	・発熱、易疲労感、全身倦怠感、貧血 ・食欲不振、体重減少 ・筋萎縮の有無と程度 ・日常生活制限の程度

ケアのPOiNT（関節リウマチの場合）

- ●RF検査陽性による症状の観察
- ・関節の症状は、左右対称性の手・膝・肘関節に生じることが多い。
- ●関節リウマチの症状の予防と対策
- ・冷えによる関節症状対策を行う。
- ・関節の保護と機能維持を図る。
- ・心身の安静と適度な運動を指導する。
- ・栄養価が高く、バランスのとれた食事の援助を行う。
- ●安全対策
- ・関節の変形による転倒予防のため、環境を整える。
- ●精神的援助
- ・病気に対する正しい知識により、精神的不安の軽減を図る。
- ●薬物投与による効果のモニタリング

抗CCP抗体
(anti-cyclic citrullinated peptide antibody)

検体材料　血清

リウマチの早期診断の手段の1つとして測定され、早期リウマチ患者で陽性になる

高 ↑ ●関節リウマチ

基準値：5.0U/mL未満（ELISA法）

何をみる？

- 抗CCP抗体（抗シトルリン化ペプチド抗体）は関節リウマチの新しい血中マーカーである。リウマトイド因子（RF）よりも感度・特異度にすぐれる。

どんなとき検査する？

- 関節リウマチを疑ったときに検査する。

観察のPOINT

関節症状	・朝のこわばり、疼痛、腫脹、圧痛 ・関節の変形の有無とその程度 ・関節症状の範囲と発症部位
全身症状	・発熱、易疲労感、全身倦怠感、貧血 ・食欲不振・体重減少 ・筋萎縮の有無と程度 ・日常生活制限の程度

ケアのPOiNT

●冷えによる関節症状対策
・冷えや湿気は症状増悪につながるので禁物。季節や天候に応じて衣服・寝具を選択する。
・症状の強いときには入浴を避ける。入浴する場合は、40℃くらいのぬるま湯で約20分を目安にする。

●心身の安静と適度な運動
・睡眠が十分とれるように硬いベッドを選択し、良肢位を保持できるように工夫する。
・炎症の強いときは、翌日に疲労感や関節痛が残らない程度の運動量にとどめる。
・安静に伴う体動制限から生じる日常生活を援助する。

●食事の援助
・栄養価の高いビタミン、ミネラル、タンパク質のバランスのとれた食物を十分とる。

COLUMN　ステロイドと副作用

　ステロイドには、抗炎症・免疫抑制・ホルモン作用があり、その作用が過剰に発現し副作用として出現することがある。抗炎症・免疫抑制作用による易感染性状態、代謝作用などによる二次性糖尿病、ムーンフェイス、高血圧、浮腫、骨粗鬆症、抑うつ、不安、不眠、多幸などがある。
　これら副作用症状を早期にとらえ対処するには、看護師としての観察のほか、長期的治療のなか患者自身も自己管理できるよう、十分な説明と理解を得ることが大切である。

抗核抗体（ANA）

(ANA: anti-nuclear antibody)

検体材料 血清

膠原病、特に全身性エリテマトーデスを疑ったときに検査する

陽性
- 全身性エリテマトーデス（SLE）
- シェーグレン症候群
- 進行性全身性強皮症
- 混合性結合組織病（MCTD[*1]）
- 多発性筋炎、皮膚筋炎など

基準値：陰性（40倍未満［IFA法］）

何をみる？

- 抗核抗体（ANA）は、自己免疫疾患において認められる代表的な血中自己抗体である。

どんなとき検査する？

- 膠原病を疑ったときに検査する。膠原病のなかでも特に全身性エリテマトーデスを疑ったときに行う。
- 肝疾患、甲状腺疾患を有する患者では偽陽性となるため、注意が必要。

---

*1) MCTD: mixed connective tissue disease
*2) SjS: sjögren's syndrome
*3) PM: polymyositis
*4) DM: dermatomyosis
*5) PASS: progressive systemic sclerosis

■ANAが高値を示す疾患とその確率

全身性エリテマトーデス（SLE）	99%陽性
シェーグレン症候群（SjS*2）	70%陽性
多発性筋炎/皮膚筋炎（PM*3/DM*4）	70%陽性
進行性全身性硬化症（PSS*5）	95%陽性

観察のPOiNT（膠原病を疑う場合）

全身症状	発熱の程度・熱型とその誘因 全身倦怠感、易疲労感、体重減少 食欲不振・悪心
関節症状	関節痛・筋肉痛の有無と程度・部位
皮膚症状	皮膚変化の部位と持続状況 蝶形紅斑、円盤状紅斑、レイノー現象 光過敏症
腎障害の有無	尿量・尿回数、タンパク尿の有無、浮腫

Memo

抗ミトコンドリア抗体（AMA）

（**AMA**：anti-mitochondrial antibody）

| 検体材料 | 血清 |

原因不明の肝機能障害を認める際に検査する。原発性胆汁性肝硬変のときに高率に出現する

40倍以上
- 原発性胆汁性肝硬変（PBC*1）

陽性
- 自己免疫性肝炎
- 肝硬変
- 薬剤性肝炎
- 梅毒
- 膠原病など

基準値：陰性（10倍未満［IFA法］）

何をみる？

- 抗ミトコンドリア抗体（AMA）は、ミトコンドリア内膜のリポタンパクなどに対する自己抗体。

どんなとき検査する？

- 原発性胆汁性肝硬変（PBC）のときに高率に出現するため、原因不明の肝機能障害を認める際に検査する。

*1）PBC：primary biliary cirrhosis

観察のPOiNT（PBCの場合）

黄疸の部位と程度	眼球結膜、口腔粘膜、前胸部、顔面など
全身症状	全身瘙痒感、食欲不振、悪心・嘔吐、腹部膨満感、発熱

ケアのPOiNT（PBCの場合）

●症状の予防と対策
・瘙痒感による不快感への対策（瘙痒感は、温度の上昇や乾燥によって増強しやすいため室温・湿度の調整をする。清拭後、止痒薬などを塗布する）
・皮膚・粘膜の保護と二次感染予防対策（衣類の摩擦等による皮膚損傷を防ぐために、清潔でやわらかい素材を選択する。清拭・シャワー浴により清潔を保つ。爪を短く切り、掻き傷など皮膚に損傷が生じないように注意する。やわらかい歯ブラシを使用する）
・食事の援助（高カロリー、高ビタミン食にする。腹水などがある場合には、水分・塩分の制限を行う）
・便通調整への対策（便秘を予防する食品の選択、腹部マッサージを施行する）
●精神的援助
・肝生検や内視鏡による食道静脈瘤に対する判定と治療が実施されることがあるため、検査や治療に対する説明を十分に行い、不安の軽減に努める。

CRP（C反応性タンパク）

(CRP：C-reactive protein)

| 検体材料 | 血清 |

炎症時に著明な増加を認めるため、感染症をはじめとした炎症反応の惹起を疑う場合に検査する

高
- 細菌・ウイルス感染症
- 関節リウマチ
- リウマチ熱
- 悪性腫瘍、悪性リンパ腫
- 急性心筋梗塞
- 手術後
- 熱傷、外傷など

基準値：0.30mg/dL未満

● 何をみる？ ●

- CRP（C反応性タンパク）は急性期反応タンパクの代表的な成分で、炎症時に顕著な増加を認める。
- CRPは炎症刺激後6時間程度で増加しはじめるが、増加が明らかになるのは12時間くらいであり、2〜3日程度でピークを迎えるといわれている。

● どんなとき検査する？ ●

- 感染症をはじめとした炎症反応の惹起を疑う場合に検査を行う。また、膠原病の病勢判断に用いることも多く、治療効果判定に用いる。
- CRPが10mg/dLを超えると、敗血症をはじめとした重症感

染を示唆する。

注意点

- CRPの上昇とともに発熱を認める場合が多い。発熱の推移や、呼吸数をはじめとしたバイタルサインの変化を経時的に観察することが必要である。

観察のPOINT

- 炎症に伴う症状（発熱、腫脹、発赤、疼痛などとその部位）
- バイタルサイン
- 疾患の有無と程度
- 使用薬物の有無と効果
- 栄養状態および食事摂取状況
- 関連する検査データの把握（白血球、血液像、赤血球沈降速度）

COLUMN　検査と病歴聴取・身体所見

　近年の検査技術の進歩や検査値からの疾病診断・治療への結びつきはすばらしい。しかし、検査前の身体所見をとる技術はほとんど進歩していないのではないだろうか？

　「検査さえすれば、身体所見は必要ないのではないか？」と心のなかで思っている人もいるかもしれない。検査値だけ読めればよいわけではなく、大切な患者を診るということを忘れないでほしいと思う。倒れた人がいたときに、聴診器と問診で診断・アセスメントし、少しでも手助けできるような看護師でありたい。

(水野篤[*])

[*]聖路加国際病院心血管センター循環器内科

免疫グロブリン（IgG、IgA、IgM、IgD、IgE）

(Ig：immunoglobulin)

検体材料 血清

多クローン性高γ-グロブリン血症、単クローン性γ-グロブリン血症、低免疫グロブリン血症などの疾患を疑った場合に検査する

基準値
IgG：800～1,600mg/dL
IgA：140～400mg/dL
IgM：男性：31～200mg/dL
　　　女性：52～270mg/dL
IgD：2～12mg/dL
IgE：250IU/mL（RIST法）
　　　0.34PRU/mL（RAST法）

IgG	高値	慢性肝炎、肝硬変、自己免疫性疾患、悪性腫瘍、炎症性疾患、本態性Mタンパク血症（IgG型）、IgG型多発性骨髄腫など
	低値	原発性免疫不全症、無γ-グロブリン血症、ネフローゼ症候群、IgG型以外の多発性骨髄腫、原発性免疫不全症など
IgA	高値	慢性肝炎、肝硬変、自己免疫性疾患、悪性腫瘍、本態性Mタンパク血症（IgA型）、IgA型多発性骨髄腫など
	低値	原発性免疫不全症、無γ-グロブリン血症、IgA欠乏症・欠損症、IgA型以外の多発性骨髄腫など

IgM	↕	高値	急性肝炎、感染症、炎症性疾患、自己免疫性疾患、本態性Mタンパク血症（IgM型）、原発性マクログロブリン血症など
		低値	原発性免疫不全症候群、無γ-グロブリン血症、IgM欠損症など
IgD	↕	高値	IgD型多発性骨髄腫、結核など
		低値	無γ-グロブリン血症、IgD型以外の多発性骨髄腫など
IgE	↕	高値	気管支喘息、アレルギー性鼻炎、アレルギー性結膜炎、肝障害（急性・慢性肝炎、肝硬変）、寄生虫疾患、IgE型多発性骨髄腫など
		低値	IgE型以外の多発性骨髄腫、原発性免疫不全症候群、サルコイドーシスなど

何をみる？

- 免疫グロブリンはリンパ・形質細胞により生合成される抗体活性を有する糖タンパク質である。体液性免疫機能を有し、異物抗原の除去にはたらく。

どんなとき検査する？

- 増加するものとして、多クローン性高γ-グロブリン血症（肝疾患、結核をはじめとした慢性感染症、悪性腫瘍、膠原病など）と、単一クローン性γ-グロブリン血症（多発性骨髄腫、原発性マクログロブリン血症、悪性リンパ腫など）がある。減少するものとしては、低免疫グロブリン血症（無および低γ-グロブリン血症、異γ-グロブリン血症）がある。これらの疾患を疑った際に検査を行う。

β₂-ミクログロブリン（β₂-MG）

(β₂-microglobulin)

検体材料 血清

多発性骨髄腫の病期分類や、腎機能障害のマーカーとして使用される

高 ↑
- （腎不全を伴わない）間質性腎炎、尿細管障害、急性尿細管壊死など
- 腎不全
- 自己免疫疾患
- 感染症
- 血球貪食症候群など

基準値：1.0〜1.9mg/L（RIA法）

● 何をみる？ ●

- β₂-ミクログロブリン（β₂-MG）は全身の有核細胞などに微量に存在する低分子タンパクである。
- 低分子なため腎糸球体基底膜を自由に通過でき、近位尿細管でほとんどが再吸収され異化される。腎不全では糸球体濾過能力が低下して血清中のβ₂-MGが上昇する。また、近位尿細管に障害があるとβ₂-MGが再吸収されないため、尿中β₂-MGが高値となる（「尿中β₂-ミクログロブリン」参照）。

● どんなとき検査する？ ●

- 多発性骨髄腫の病期分類に使用する。
- 腎機能障害のマーカーとして検査する。
- 透析アミロイドーシスの原因物質と推定されており、透析患

者における透析効率の評価を行う目的で検査する。

観察のPOiNT

排尿状態	尿回数、尿量、尿の性状
全身症状	バイタルサイン、皮膚の状態、浮腫、体重の増加、食事・水分摂取量、食欲不振、疲労感、脱力感、悪心・嘔吐の有無

ケアのPOiNT

●症状の予防と対策（腎不全の場合）
・安静の保持と保温を図る（過度な運動は腎への負担を増大させるため、激しい運動は避ける。保温は腎内血管を拡張させるので、室温、衣服、寝具などで保温する）
・症状予防のための食事指導（体重、尿量、水分摂取量を観察し、必要に応じて塩分制限、タンパク制限を行う）
・悪心・嘔吐への対策（食べられる時間・量を工夫する。嘔吐時は、すみやかに吐物を片づけ、口腔内の清潔を図り、再嘔吐の誘因を除去する）
・瘙痒感による不快対策（身体の清潔に努め、ローションなどで保湿を図る。皮膚損傷を防ぐため爪は短く切る）
・皮膚・粘膜の清潔と保護（口腔、眼瞼、陰部などの清潔保持と、やわらかい寝衣・寝具類を選択する）
・便秘の予防対策（食品の選択、腹部マッサージの施行）
●薬物の管理
・利尿薬などの薬物は確実に投与する。

寒冷凝集反応

(cold agglutination)

検体材料　血清

主に、非定型肺炎を疑う場合に検査する

陽性
- マイコプラズマ肺炎など非定型肺炎
- 後天性溶血性貧血
- 肝硬変
- 多発性骨髄腫
- サイトメガロウイルス感染症
- 伝染性単核球症
- リステリア症など

基準値：陰性（32〜64倍以下）

● 何をみる？ ●

- 赤血球凝集素は抗赤血球抗体の一種で、赤血球を凝集するはたらきをもっており、至適温度の差から冷式と温式に分かれる。この冷式抗体を寒冷凝集素といい、4〜10℃で最もよく凝集する。
- 一部の感染症でも寒冷凝集素が増加することが知られている。マイコプラズマ、クラミジアなどの非定型肺炎で増加する。

● どんなとき検査する？ ●

- 非定型肺炎を疑う場合に検査する。非定型肺炎であれば比較的症状の強い乾性咳嗽を呈することが多い。通常の抗菌薬に不応性の肺炎時にも非定型肺炎を疑い測定する。

注意点

● 非定型肺炎の予防策が必要となる。

観察のPOINT（非定型肺炎を疑う場合）

● 咳嗽の有無と痰喀出の程度
● 随伴症状の有無と程度
・体温、頭痛、全身倦怠感
● 感染源の確認
・マイコプラズマ肺炎を疑う場合（感染者との濃厚接触歴の有無）
・クラミジア肺炎を疑う場合（ペットの飼育歴、鳥との接触歴など）

COLUMN　結核にN95マスク？

　結核の感染経路である「空気感染」は、直径5μm以上の「飛沫」が空中で直径5μm以下の「飛沫核」となり、空中を長時間漂うために引き起こされる。よって、上気道からの「飛沫」拡散防止が重要なポイントである。
　「飛沫」が飛ばないようにするには、患者のサージカルマスク着用が有効で、「飛沫」がなければ「飛沫核」も生じないため、結核が疑われる患者には感染対策の第一ステップとしてサージカルマスクを着用させる。
　一方、肺結核が疑われる患者を診療する医療従事者は「飛沫核」を吸入しないように、N95マスクを着用する。

直接・間接クームス試験

(direct/indirect Coombs test)

検体材料　血液

赤血球表面に結合しうる抗赤血球抗体を調べる試験で、溶血が疑われる場合に最初に行う

陽性 ↕

直接クームス試験

- 自己免疫性溶血性貧血
- 新生児溶血性疾患
- 免疫性汎血球減少症
- 続発性溶血性貧血（全身エリテマトーデス[SLE]、シェーグレン症候群など）
- 不適合輸血直後など

間接クームス試験

- 自己免疫性溶血性貧血
- 新生児溶血性疾患
- 不適合輸血直後
- 寒冷凝集素症など

基準値：陰性（－）

● 何をみる？ ●

- 赤血球表面に結合しうる抗赤血球抗体を調べる試験である。
- 赤血球と反応する抗体は、①同種赤血球抗体（異なるヒト個体の赤血球と反応）と、②自己赤血球抗体（自己の赤血球と反応）とに分かれる。この抗体を検出する試験がクームス試

験で、直接と間接の2つに大別される。
- 同種赤血球抗体は異なるヒト個体の赤血球と反応する抗体であり、臨床的には「血液型不適合輸血の副作用」「母子間血液型不適合」の際にかかわる。自己抗体は「自己免疫性溶血性貧血」にかかわる。

どんなとき検査する？

- 溶血が疑われる場合に最初に行う。

観察のPOiNT

貧血症状の程度と関連症状	貧血症状の程度（顔色、眼瞼、口腔粘膜、爪甲色） 関連症状（倦怠感、眠気、めまい、耳鳴、食欲不振、動悸、息切れ）
黄疸の有無と程度	皮膚や眼球の黄染、瘙痒感の有無
腹部症状	胆石による腰背部痛の有無と程度、肝、脾腫による圧迫感など
全身症状	悪寒・発熱の有無

Memo

成長ホルモン（GH）

(GH: growth hormone)

検体材料　血清

成長ホルモン分泌不全性低身長症、先端巨大症の診断や、視床下部・下垂体機能の指標の1つとして検査する

高
- 先端巨大症
- 巨人症
- 神経性食思不振症
- 低栄養
- 異所性GH産生腫瘍など

基準値
男性：0.42ng/mL以下
女性：0.66～3.68ng/mL

- 下垂体前葉機能低下症
- GH分泌不全性低身長症
- GH単独欠損症
- 性腺機能低下症
- 肥満
- 糖尿病など

低

何をみる？

- 成長ホルモン（GH）は、脳下垂体前葉から分泌される成長促進ホルモンである。
- 重要な生理作用として、脂肪分解作用、タンパク質合成、軟骨発育の促進がある。

どんなとき検査する？

- GH分泌不全性低身長症や先端巨大症の診断・治療に不可欠である。また、視床下部・下垂体疾患では、分泌が阻害されるため、視床下部・下垂体機能の指標の１つとして検査する。

注意点

- GHはストレス、運動、タンパク食、睡眠、長時間の絶食により高値を示すため、早朝空腹時30分以上安静後に採血することが望ましい。

観察のPOiNT

- 巨人症、先端巨大症では、心肥大、ナトリウム（Na）貯留作用による高血圧、抗インスリン作用による耐糖障害（糖尿病）が伴いやすい。
- 身長、体重、体型、生育歴、家族歴などを確認する。
- GH過剰症状が疑われるときは、高身長、舌、鼻、手足の肥大や血圧、視力障害などの症状の有無を観察する。
- GH不足症状が疑われるときは、低身長、永久歯萌出遅延、体脂肪増加などの症状の有無を観察する。また、「最近指輪がはまらなくなった」「靴がきつくなった」などはカギとなる問診事項である。

ACTH(副腎皮質刺激ホルモン)

(**ACTH**：adrenocorticotropic hormone)

検体材料 血漿

副腎皮質ホルモンの異常をきたす疾患の病歴、症状、所見があるときに検査する

高
- アジソン病
- クッシング病
- 異所性ACTH・CRH産生腫瘍
- 先天性副腎皮質過形成
- ネルソン症候群（両側副腎摘出後のACTH過剰分泌）など

基準値：60pg/mL（早朝安静時）

- 副腎腺腫・がんによるクッシング病
- 下垂体前葉機能低下症
- **低** ACTH単独欠損症
- ステロイドホルモンなど

何をみる？

- ACTH（副腎皮質刺激ホルモン）は脳下垂体前葉から分泌され、副腎皮質に作用し、ステロイド合成を促している。日内変動があり、一般に朝高く、夜低くなる。

どんなとき検査する？

- 副腎皮質ホルモンの異常をきたす疾患の病歴、症状、所見があるときに、原因となる病態・疾患を想定して検査する。

● 注意点 ●

- 早朝空腹時に30分以上臥床したあとに採血と測定を行う。
- ステロイド薬などを使用した治療の有無と経過、期間を把握しておく。
- ストレスにより検査値が上昇することがあるため、検査方法や病状について十分に説明し、落ち着いた雰囲気で検査が受けられるように配慮する。

観察のPOiNT

・顔や頸部、全身の浮腫や脂肪沈着、筋力の低下、脱力感、倦怠感、悪心や下痢、食欲不振など、疾患の症状の有無を観察する。

COLUMN 病棟でのESR測定法（ウエスターグレン法）

①抗凝固薬（3.85％クエン酸ナトリウム）0.4mL入り赤沈専用試験管に正確に2mL採血し、すばやく撹拌する。
②血沈台に血沈棒を立て、赤沈棒の上部0mmまで正確に血液を注入する。この場合、血液の曝露や針刺し事故に留意する。
③血沈棒に血液を注入したらすみやかにタイマーを1時間にセットする。
④1時間後に血液成分が沈んできた値をミリ単位で測定する。この場合、測定時間を過ぎないように留意する。
⑤測定後の血液を破棄する場合に、曝露しないように血液の取り扱いに注意する。

TSH（甲状腺刺激ホルモン）

(TSH：thyroid stimulating hormone)

| 検体材料 | 血清 |

甲状腺、下垂体の異常をきたす疾患の病歴、症状、所見があるときに検査する

高
- 原発性甲状腺機能低下症（粘液水腫、クレチン病）
- 慢性甲状腺炎（橋本病）
- 甲状腺亜全摘後
- 下垂体TSH産生腫瘍
- 薬物（リチウム、ヨード、アミオダロン塩酸塩など）

基準値：0.4〜4.0μIU/mL（ECLIA法）

低
- 甲状腺機能亢進症（バセドウ病、プランマー病）
- 亜急性甲状腺炎
- 無痛性甲状腺炎
- 下垂体機能低下症（下垂体炎、シーハン症候群）

何をみる？

- TSH（甲状腺刺激ホルモン）は、TRH[*1]（甲状腺刺激ホルモン放出ホルモン）によって脳下垂体から分泌されるホルモンで、甲状腺ホルモン（T_3、T_4）の分泌を刺激する。

どんなとき検査する？

- 甲状腺、下垂体の異常をきたす疾患の病歴、症状、所見があるときに、原因となる病態・疾患を想定して検査する。

観察のPOINT

甲状腺機能亢進の場合	・食欲亢進、体重減少、眼球突出、動悸、頻脈、息切れ、発汗、微熱、下痢、手足のふるえ、脱力感、焦燥感、易疲労、不眠
甲状腺機能低下の場合	・低体温、浮腫、便秘、無気力、無表情、全身倦怠感、脱毛、皮膚乾燥、舌肥大、記憶力低下、嗄声、動作緩慢

ケアのPOINT

● 甲状腺機能亢進の場合
・心身の安静（悩みなどを訴えやすい環境調整、涼しい病室・環境づくり、身体の清潔の維持）
・食事の援助（高エネルギー・高タンパク・高ビタミン食、十分な水分補給、利尿作用のある飲料の判定）
・薬物療法への援助（長期間継続服用をにらんだ、服用に際しての指導・説明の徹底、副作用の観察）

● 甲状腺機能低下の場合
・ADL[*2]低下に伴う日常生活援助（可能な範囲で患者自身が身の回りのことは行えるような援助、頻回の訪室・行動や動作の観察による事故防止）
・皮膚の保護、保湿（皮膚保護用の沐浴剤の使用、衣服や寝具による保温、日当りへの配慮、上気道感染の予防）

---

*1) TRH : thyrotropin-releasing hormone
*2) ADL : activities of daily living

FT₃（遊離トリヨードサイロニン）
FT₄（遊離サイロキシン）

(FT₃：free triiodothyronine/
 FT₄：free thyroxine)

検体材料　血清

甲状腺の異常をきたす疾患の病歴・症状・所見があるときに、原因となる病態・疾患を想定して検査する

高 ↑ FT₃、FT₄

- 甲状腺機能亢進症（バセドウ病、プランマー病）
- 亜急性甲状腺炎、無痛性甲状腺炎
- 下垂体TSH産生腫瘍など

基準値　FT₃：2.1〜4.1pg/mL
　　　　　FT₄：1.0〜1.7ng/dL

低 ↓ FT₃、FT₄

- 下垂体機能低下症（下垂体炎、シーハン症候群など）
- 原発性甲状腺機能低下症（クレチン病）
- 慢性甲状腺炎（橋本病）
- 甲状腺亜全摘出後など

何をみる？

- 甲状腺ホルモン（T₃、T₄）のほとんどは、血中では主にTBG（サイロキシン結合グロブリン）に結合しているが（結合型）、ごくわずかに遊離型が存在する。それをそれぞれFT₃（遊離トリヨードサイロニン）、FT₄（遊離サイロキシン）と呼ぶ。

どんなとき検査する？

- 甲状腺の異常をきたす疾患の病歴・症状・所見があるときに、原因となる病態・疾患を想定して検査する。

他の検査との関連

■甲状腺機能と甲状腺ホルモンとの関係

	TSH	FT_3	FT_4
甲状腺機能亢進	↓	↑	↑
甲状腺機能低下	↑	↓	↓

COLUMN 塩分制限指導のコツ

　高血圧、心不全、慢性腎臓病患者の治療の基本は塩分制限であるが、その指導は意外と難しい。原因は、塩気の濃い味付けに慣れている患者にとって、塩分6g制限はほとんど味がしないように感じるためである。そのため、濃い味付けに慣れた患者に、漠然と「塩分は1日6gまでにしてください」と言ってもなかなか守ることができない。

　塩分制限の実現には、味付けを変えずに塩分を制限する方法を助言する必要がある。「料理をつくる際は塩を使わずに、完成した料理の表面だけに塩を少量振りかけてください」「塩の代わりにお酢やポン酢を使ってみてください」、といった一言で、味付けを変えない塩分制限が可能となる。

　生活指導や食事指導は、疾患の予後を決定するうえで、薬物投与や内服アドヒアランスと同等に重要であるため、日常臨床の現場で常に効果的な指導方法を模索していく。

HCG（ヒト絨毛性ゴナドトロピン）

(HCG：human chorionic gonadotropin)

検体材料　血清、尿

妊娠時に絨毛組織から分泌される性腺刺激ホルモンで、尿中に出現するため妊娠の判定などに利用される

高
- 絨毛性疾患（絨毛がん、胞状奇胎）
- 異所性HCG産生腫瘍（卵巣がん、睾丸腫瘍、胃がん、膵がんなど）
- 妊娠など

基準値

妊娠週数	血清（mIU/mL）	尿（mIU/mL）
非妊婦、男性	1.0以下	2.5以下
妊娠6週以下	4,700〜87,200	1,100〜62,600
妊娠7〜10週	6,700〜202,000	1,800〜191,000
妊娠11〜20週	13,800〜68,300	3,100〜125,000
妊娠21〜40週	4,700〜65,300	1,400〜29,400

低
- 切迫流産
- 胎児死亡
- 子宮外妊娠など

何をみる？

- HCG（ヒト絨毛性ゴナドトロピン）は、とくに妊娠時に絨毛組織から分泌される性腺刺激ホルモンである。尿中に出現するため、妊娠の判定などに利用されることが多い。

● どんなとき検査する？

- 妊娠の診断、経過観察、異常妊娠の診断に用いる。また同時に精巣腫瘍、絨毛性疾患（胞状奇胎、侵入奇胎、絨毛がん）、および性腺外胚細胞腫に対する腫瘍マーカーとしても測定する。

観察のPOINT

- 妊娠の有無、妊娠回数、妊娠悪阻
- 不正性器出血の有無
- 腹痛の有無

COLUMN　縁の下の力持ち、病理医、臨床検査技師

　膨大な病理検体の診断を行う縁の下の力持ち、病理医、臨床検査技師の業務をご存知だろうか。

　彼らは、臨床から提出された多くの検体を迅速かつ確実に診断して報告しなくてはならない。臨床医から手渡されたバトンを確実に臨床医に返すべく病理チームとしてフル稼働状態で対応している。

　"検体だけを見ている"と言われがちだが、顕微鏡を通して見える検体は患者さんの一部であり、その診断はまぎれもなく患者さんの将来を左右するものである。そういう意味では"患者さんの核心を診ている"のである。

　医学に関する知識を総動員して病態に迫り、診断診療にあたる彼らは真の意味で医学者であり、医療チームの一員として診療に当たっているのである。　　　　　　　　　　　（小野宏[*]）

*医療法人秀和会秀和綜合病院呼吸器内科医長

エストロゲン（エストラジオール：E_2、エストリオール：E_3）プロゲステロン

(estrogen, E_2 : estradiol, E_3 : estriol/progesterone)

検体材料 血清

卵巣機能や、胎盤機能の評価が必要なときに測定を検討する

高

エストラジオール
- 卵巣過剰刺激症候群、エストロゲン産生腫瘍、先天性副腎皮質過形成、肝不全（男性）など

エストリオール
- 多胎妊娠、肝不全（男性）など

プロゲステロン
- クッシング症候群、先天性副腎皮質過形成、副腎がん、妊娠など

基準値 P187表「E_2、E_3、プロゲステロン基準値」参照

エストラジオール
- 卵巣機能低下症、ターナー症候群、胎盤機能不全など

エストリオール
- 子宮内胎児死亡、子宮内胎児発育遅延、無脳児妊娠、胎盤スルファターゼ欠損症など

プロゲステロン
- 卵巣機能低下症、胎盤機能不全、アジソン病、汎下垂体機能低下症など

低

何をみる?

- エストロゲンは卵胞ホルモンとも呼ばれる女性ホルモンで、主なものはエストロン(E_1)、エストラジオール(E_2)、エストリオール(E_3)の3つである。
- E_2は3つのなかで子宮内膜、子宮筋に対する活性が最も高く、E_3はE_1、E_2の代謝物で、妊娠後期に増加する。
- プロゲステロンは性周期や妊娠に深くかかわっているステロイドホルモンで、一般に黄体ホルモンと呼ばれている。

どんなとき検査する?

- エストロゲンの測定は、血中E_2値は卵巣機能の評価、血中E_3値は妊娠中に胎盤から分泌されるため、胎児・胎盤の機能の評価に用いる。
- プロゲステロンの測定は、卵巣機能(月経異常、不妊症)、胎盤機能、副腎機能の評価に用いる。
- 女性更年期障害を疑う症状(イライラ、抑うつなど)を認めるときに測定を検討する。

E_2、E_3、プロゲステロン基準値

	E_2	E_3	プロゲステロン
卵胞期	10〜150	0〜20	0.5〜1.5
排卵期	50〜380	5〜40	1.5〜6.8
黄体期	30〜300	5〜40	5.0〜28.0
更年期	10〜50	0〜20	0.3〜0.4

＊単位(E_2、E_3:pg/mL、プロゲステロン:ng/mL)

コルチゾール
(cortisol)

検体材料 血清、血漿

副腎の異常をきたす疾患の病歴、症状、所見があるときに検査する

高 ↑
- クッシング病
- 異所性ACTH/CRH産生腫瘍など

基準値：5〜15μg/dL（RIA法）

低 ↓
- アジソン病
- 先天性副腎皮質過形成
- ネルソン病
- 下垂体機能低下症
- ステロイドホルモン投与
- ACTH単独欠損症など

● 何をみる？ ●

- コルチゾールは副腎皮質で産生されるホルモンで、最も代表的な糖質コルチコイドである。糖新生促進、タンパク異化、脂肪分解、電解質や骨代謝、免疫機構など、さまざまな機能を有しており、生命維持に欠かせない。
- 早朝起床時に亢進、夕方から低下する日内変動を示し、ストレス時に上昇するためストレスホルモンとも呼ばれる。

● どんなとき検査する？ ●

- 副腎の異常をきたす疾患の病歴、症状、所見があるときに、原因となる病態、疾患を想定して検査する。

注意点

- コルチゾールはACTH（副腎皮質刺激ホルモン）の分泌調節と一致し、日内変動もあるので採血する時刻を一定にし、安静にして採血する。日内変動が消失するようなクッシング病などでは、夜間の血中コルチゾール測定が有用なことがある。

ケアのPOINT（クッシング症候群の場合）

日常生活の援助	・筋力低下や体型の変化が原因で転倒しやすいので、歩きやすい履物、寝衣の選択をする。廊下やベッド周囲の危険物の除去などを行う。
栄養の補給	・塩分制限、高カリウム食、高タンパク食を基本とする。
感染予防	・手洗いや含嗽の励行、清拭、入浴などにより清潔を保ち、日常生活の衛生指導を徹底する。 ・爪切りをし、かき傷をつくらない。打撲などによる皮膚損傷を防ぐ。

Memo

血漿レニン活性/アルドステロン
(plasma renin activity/aldosterone)

検体材料　血漿

高血圧、ナトリウム・カリウム代謝異常の診断、代謝性アシドーシス・アルカローシスをみたときに行う

高

血漿レニン活性、アルドステロンともに高値
- 腎血管性高血圧
- レニン産生腫瘍
- バーター症候群
- 褐色細胞腫など

血漿レニン活性のみ高値
- アジソン病
- ナトリウム喪失型21-ヒドロキシラーゼ欠損症など

アルドステロンのみ高値
- 原発性アルドステロン症など

基準値
血漿レニン活性：0.5〜2.0ng/mL/時
アルドステロン：36〜240pg/mL(随時)
　　　　　　　　30〜159pg/mL(臥位)
　　　　　　　　39〜307pg/mL(立位)

血漿レニン活性、アルドステロンともに低値
- 塩分過剰摂取
- 低レニン性低アルドステロン症
- 11βまたは17α-ヒドロキシラーゼ欠損症など

低

何をみる？

- レニンは腎から分泌されるタンパク分解酵素で、レニン基質に作用してアンジオテンシンⅠを生成し、さらにアンジオテンシンⅠ転換酵素（ACE）によって、アンジオテンシンⅡがつくられる。アンジオテンシンⅡが、昇圧作用やアルドステロンの分泌促進の作用をもつ。
- アルドステロンは副腎皮質から分泌される電解質ホルモン（ミネラルコルチコイド）で、主に腎の遠位尿細管に作用し、ナトリウム（Na）を再吸収してカリウム（K）を排出させ、電解質のバランス維持などの役割を担っている。

どんなとき検査する？

- レニンやアルドステロンは血液量、電解質、血圧のバランスを保つうえで重要な役割を果たしており、高血圧、Na・K代謝異常の診断、代謝性アシドーシス・アルカローシスをみたときに検査を行う。特に高血圧患者に低カリウム血症を合併した場合には、アルドステロン分泌亢進を疑う。

注意点

- 体位や時間帯によって容易に変化するホルモンであるため、30分以上安静臥床した後に採血を行う。

観察のPOiNT

- 尿量、尿回数
- 嘔吐や下痢の有無、脱水症状の有無
- 降圧薬などの服用

C-ペプチド

(connecting peptide immunoreactivity)

検体材料 血清、尿

糖尿病の所見があり、インスリンの分泌状態を知るときに検査する

高
- インスリノーマ
- インスリン自己免疫症候群
- クッシング症候群
- 先端巨大症
- ステロイド薬の投与など

基準値 0.8〜2.5ng/mL（血清）
22.8〜155.2μg/日（蓄尿）

低
- 1型糖尿病
- 下垂体機能低下症
- 膵疾患（膵炎、膵石症、膵がん）
- 飢餓など

何をみる？

- C-ペプチドは、インスリンの生合成過程の副産物で、プロインスリンの分解によってインスリン分子と1：1で分泌動態が平衡することから、C-ペプチドを測定することでインスリンの分泌状態も知ることができる。

どんなとき検査する？

- 糖尿病をきたす疾患の病歴、症状、所見があるときに、原因

となる病態・疾患を想定して検査する。
- インスリンと同様に、血糖値との同時測定で判断する。

● 注意点 ●

- C-ペプチドは、食事やストレスによる影響が大きい。
- 空腹時における基礎レベルは一定になるとされているが、食後2時間値のほうが多用されている。
- 尿中のC-ペプチドを測定する場合は、24時間蓄尿で冷蔵保管しながら行うか、あらかじめ専用保存剤を蓄尿容器に入れて行う。

観察のPOiNT

・糖尿病の発症を疑う場合は、喉の渇きや手足のしびれ、体重減少の有無を観察し、ステロイド薬、経口避妊薬などを使用していないか確認する。

Memo

インスリン
(insulin)

| 検体材料 | 血清 |

血糖値との同時測定を行い、インスリン抵抗性などの評価に有用である

高
- インスリノーマ
- インスリン自己免疫症候群
- 肥満
- 肝疾患（肝硬変、脂肪肝）
- 先端巨大症
- クッシング症候群など

基準値：5〜15μU/mL（空腹時）

- 糖尿病
- 飢餓
- 副腎不全
- 膵疾患（膵炎、膵石症、膵がん）
- 下垂体機能低下症
- 褐色細胞腫など

低

何をみる？

- インスリンは、膵のランゲルハンス島のβ細胞から分泌されるホルモンで、脂肪組織や肝などに作用し、アミノ酸や脂質代謝、さらに糖代謝などにかかわっている。

どんなとき検査する？

- インスリン分泌の異常をきたす疾患の病歴、症状、所見があ

るときに、原因となる病態、疾患を想定して検査する。特に血糖値との同時測定を行い、インスリン抵抗性などの評価にも有用である。
- インスリン抵抗性の指標として「HOMA-R[*1]＝空腹時インスリン値×空腹時血糖値／405」がある。これは、正常人では1.6未満で、2.5以上がインスリン抵抗性ありと判断される。

注意点

- インスリンは食事やストレスによる影響が大きい。空腹時における基礎レベルは一定になるとされており、早朝空腹時の測定がよいとされる。
- 採血時は、食事時刻と採血時刻、インスリン製剤使用の既往、抗インスリン抗体の有無を確認する。

観察のPOiNT（インスリノーマの場合）
・空腹感、あくび、悪心、倦怠感など低血糖症状の観察を行う。

Memo

---

*1）HOMA-R：homeostasis model assessment ratio

BNP（脳性ナトリウム利尿ペプチド）

(**BNP**: brain natriuretic peptide)

検体材料　血漿

心不全を疑った際や、さらに心不全患者の予後推定にも用いられる

高
- 急性心筋梗塞
- 急性・慢性心不全
- 慢性腎不全
- 本態性高血圧など

基準値：18.4pg/mL以下

低
- 臨床的意義は低い

何をみる？

- BNP（脳性ナトリウム利尿ペプチド）は、主に心臓の心室から分泌される利尿ホルモンで、血管拡張作用とナトリウム利尿作用がある。
- 心室筋の伸展および負荷により過剰に分泌され、心不全では左室拡張末期圧の上昇により心室筋が伸展されるため、BNPの合成・分泌が亢進する。

どんなとき検査する？

- 心不全の診断に用い、心不全を疑った際に測定する。
- 心不全患者の予後推定にも用いる。
- 経時的に測定することで、治療効果判定、治療指標としても用いることができる。

注意点

- 得られた血漿は測定まで凍結保存することが必要。

観察のPOiNT（慢性心不全の場合）

- 頻脈、動悸、不整脈
- 呼吸苦、咳嗽
- 全身倦怠感、食欲不振、浮腫の有無など

ケアのPOiNT

- 安静保持と、指示された適度な運動を行うよう指導する。
- 乏尿期、利尿期の水分バランス、体重、尿量測定を行う。
- 感染予防の指導をする。
- 処方された薬物の確実な服用を指導する。
- 食事指導（塩分制限）を行う。

Memo

i-PTH

(**i-PTH**：intact-parathyroid hormone)

| 検体材料 | 血漿 |

高カルシウム血症、低カルシウム血症を認めたときに検査する

高 ↑
- 原発性副甲状腺機能亢進症
- 続発性副甲状腺機能亢進症（慢性腎不全）
- 異所性PTH産生腫瘍
- 偽性副甲状腺機能低下症など

基準値：10～65pg/mL（ECLIA法）

低 ↓
- 特発性・術後性副甲状腺機能低下症
- 他の要因による高カルシウム血症

● 何をみる？ ●

- PTH（副甲状腺ホルモン）は副甲状腺より分泌される84個のアミノ酸で構成されるペプチドホルモンで、骨や腎に作用して血中カルシウム（Ca）を上昇させ、リン（P）を低下させるはたらきがある。
- PTHのうち、完全分子型のものがwhole-PTHで、最も汎用されるのがi-PTH（インタクトPTH）である。

● どんなとき検査する？ ●

- 高カルシウム血症、低カルシウム血症を認めた際に検査する。
- 腎不全患者において、続発性副甲状腺機能亢進症の管理として検査を行う。

注意点

- 検体採取後にただちに分離が必要となる。
- Ca摂取によって低下するため、早朝空腹時の採血が望ましい。

他の検査との関連

- 血清Ca、i-PTHを合わせて評価する。

■PTHと高カルシウム血症

PTH上昇＋高カルシウム血症	PTH低下＋高カルシウム血症
原発性副甲状腺機能亢進症	悪性腫瘍、ビタミンD過剰症、甲状腺機能亢進症、副腎皮質機能不全、褐色細胞腫、サルコイドーシス

■PTHと低カルシウム血症

PTH上昇＋低カルシウム血症	PTH低下＋低カルシウム血症
続発性副甲状腺機能亢進症（慢性腎不全、ビタミンD欠乏など）偽性副甲状腺機能低下症	特発性副甲状腺機能低下症 低マグネシウム血症

Memo

梅毒血清反応（STS）

(**STS**：serological test for syphilis)

検体材料　血清

梅毒が疑われる場合や、高リスク患者のスクリーニング、通常入院の際のスクリーニングでも行う

陽性
- 梅毒
- 生物学的偽陽性（妊娠、結核、リケッチア感染症、全身性エリテマトーデスなど）

基準値：陰性（−）

何をみる？

- 梅毒は性行為感染症の1つで、トレポネーマ・パリダムというスピロヘータが原因微生物である。
- 梅毒の診断には、非トレポネーマ検査＝STS検査（VDRL法[*1]など）と、トレポネーマ検査＝TP抗原検査（TPHA[*2]やFTA-ABS[*3]）がある。
- STS検査はTP抗原検査に比べて早期に陽性になるため、早期診断に有効であるが、偽陽性も多いため、TP抗原検査と組み合わせて用いる。

どんなとき検査する？

- 梅毒が疑われる場合に検査するのはもちろん、高リスク患者のスクリーニング、通常入院の際のスクリーニングなどに用いることがある。
- 非トレポネーマ試験の代表はVDRL法であり、スクリーニン

グ一般に用いられる。

他の検査との関連

- STS検査とTP抗原検査を組み合わせて梅毒感染の有無を判断する。

■ **STS検査、TP抗原検査の結果の判読**

STS	TP	結果の解釈
陰性(−)	陰性(−)	梅毒ではないと判断されるが、まれに感染超早期の場合があるため、臨床的に疑いが強い場合は間隔を空けて再検査を検討する必要がある
陽性(+)	陰性(−)	生物学的偽陽性と判断されるが、感染早期の場合もあるため、臨床的に疑いが強い場合は、間隔を空けて再検査を検討する必要がある
陽性(+)	陽性(+)	梅毒感染と判断される。または、梅毒治療後STSが陰性化するまでの期間と判断される（STS陰性化までは数か月かかる）
陰性(−)	陽性(+)	梅毒治療後の抗体保有者と判断される。まれに、TP抗原検査の偽陽性という場合もありうる

注意点

- バラ疹など患者の皮膚にも感染力がある場合があるため、検体を触れるときだけでなく、患者と接触する際は常に気をつける。

---

*1）VDRL：venereal disease research laboratory
*2）TPHA：*Treponema Pallidum* hemagglutination
*3）FTA-ABS：fluorescent treponemal antibody absorption

A型肝炎ウイルス検査

(hepatitis A virus)

| 検体材料 | 血清 |

A型肝炎ウイルスの感染の有無を調べる

○A型肝炎

HA抗体	IgM-HA抗体	判　定
陽性（＋）	陽性（＋）	現在、A型肝炎ウイルス（HAV）に感染中である
陽性（＋）	陰性（－）	過去に、HAVに感染したことがあり、現在は免疫を獲得している

陽性

基準値：**陰性（－）**

● 何をみる？ ●

- A型肝炎ウイルス（HAV）の感染の有無を調べる検査である。
- HAVマーカーには、主にHA抗体とIgM-HA抗体の2つがある。

● どんなとき検査する？ ●

- A型肝炎は伝染性が強く、飲料水、生ガキなどから経口感染し、集団発生することがある。
- 東南アジアなど流行地域への旅行後で、肝障害があるときにも行う。

- IgM-HA抗体は感染後1〜2週で陽性になり、急性期感染を示唆する。

観察のPOINT

- 発熱
- 腹痛、下痢、嘔気・嘔吐などの有無
- 全身倦怠感の有無
- 黄疸の有無
- 灰白色便の有無

ケアのPOINT

- ●排泄物の観察
- ・黄染が出現する数日前から褐色尿〜黒色尿、灰白色便の有無を確認する。
- ●食事
- ・低タンパクの食事にする。
- ●感染予防
- ・肝炎発症後1週間までは、糞便中にHAVが多量に排泄されるため、糞便の処理では接触感染予防策を順守する。経口感染するため、医療従事者や面会者も、特に食事前の手洗いは順守する。
- ●保健指導
- ・一度感染すると免疫が成立し、二度とかかることはない。

B型肝炎ウイルス検査
(hepatitis B virus)

検体材料 血清

血液感染も起こすため、通常の接触感染予防策検体の取り扱いに気をつける必要がある

陽性		
	HBs抗原	現在B型肝炎ウイルス（HBV）に感染中である
	HBs抗体	過去にHBVの感染があったことを示すあるいは、ワクチンを摂取したことがある
	HBe抗原	血中HBV値が高く、感染力が強いことを示す
	HBe抗体	血中HBV値が下がり、感染力が弱まったことを示す
	HBV-DNA	血中HBV量とHBV増殖の指標となる

基準値
HBs抗原：陰性（−）
HBs抗体：陰性（−）
HBe抗原：陰性（−）
HBe抗体：陰性（−）
HBV-DNA：30cpm未満（RA法）

● 何をみる？ ●

- B型肝炎ウイルス（HBV）の感染の有無を調べる検査である。
- 検査は大きく、HBs抗原、HBs抗体、HBe抗原、HBe抗体、HBV-DNAの5つがある。
  ①**HBs抗原**：HBVの表面抗原であって、陽性ならば現在HBVの感染があることを示唆する。HBVキャリア・急性

肝炎の早期において偽陰性になりうる。
② **HBs抗体**：HBs抗原に対する抗体。ワクチン接種後、またはHBV感染後しばらくしてから陽性を示す。
③ **HBe抗原**：HBVの増殖にともなって可溶性のHBe抗原が血液中に分泌されるので、HBe抗原検査が陽性のときはHBVが血中に存在する可能性が高く、感染力も強い。
④ **HBe抗体**：HBe抗原が消失する時期に陽性化する。陽性化している患者は予後がよい。
⑤ **HBV-DNA**：診断に用いるのではなく、治療適応や治療内容を決める際に用いる。PCR法が用いられる。

注意点

- HBV感染は血液感染も起こすため、通常の接触感染予防策検体の取り扱いに気をつける必要がある。

観察のPOiNT

- **HBs抗原陽性**
- ・咳、くしゃみ、鼻汁、発熱などの風邪症状がみられる。
- ・食欲不振、倦怠感、悪心・嘔吐、黄疸などがみられる。
- **HBs抗原陰性**
- ・B型肝炎ウイルスキャリア、急性B型肝炎の早期では偽陰性が考えられる。
- **HBe抗原・抗体検査**
- ・HBs抗原陽性の場合に行う。

C型肝炎ウイルス検査

(hepatitis C virus)

検体材料　血清

入院時、手術前などのスクリーニング検査、肝炎・肝硬変の鑑別などにも用いる

陽性

HCV抗体定性
- HCV感染
- 過去にHCV感染

HCV-RNA定性
- HCV感染

HCV-RNA定量（PCR法）
- 100Kコピー/mL未満：IFN*治療効果大
- 100Kコピー/mL以上：IFN治療効小

HCV群別（グルーピング）
- I型（1a）、II型（1b）：IFN治療効果小
- III型（2a）、IV型（2b）：IFN治療効果大

基準値
HCV抗体定性：陰性（−）
HCV-RNA定性：陰性（−）
HCV-RNA定量：検出なし
HCVウイルス型：いずれの型も検出なし

*IFN：インターフェロン

何をみる？

- C型肝炎ウイルス（HCV）の感染の有無を調べる検査である。

どんなとき検査する？

- 入院時、手術前などのスクリーニング検査に用いる。肝炎・肝硬変の鑑別でも使用する。

注意点

- 血液で感染する可能性があるため、検体を取り扱うときには十分に注意する。

観察のPOINT

- HCV抗体陽性、すなわちC型肝炎ウイルスキャリア、過去にC型肝炎ウイルスに感染し治癒した人（感染既往者）に対しては次の点を観察する。
- 一般にC型急性肝炎では、A型あるいはB型急性肝炎に比べて症状が軽いため、ほとんどの人では自覚症状がない。慢性肝炎の場合にも、多くの人では自覚症状がない場合が多い。
- 全身倦怠感に続き、食欲不振、悪心・嘔吐、黄疸などの症状が出現することがある。
- 肝臓の腫大が認められる。

HIV検査

(**HIV**: human immunodefi ciency virus)

検体材料	血清

HIV感染が疑われる段階で行う検査で、第4世代のスクリーニングキットが使用されるようになったため2～3週間で陽性・陰性が判明する

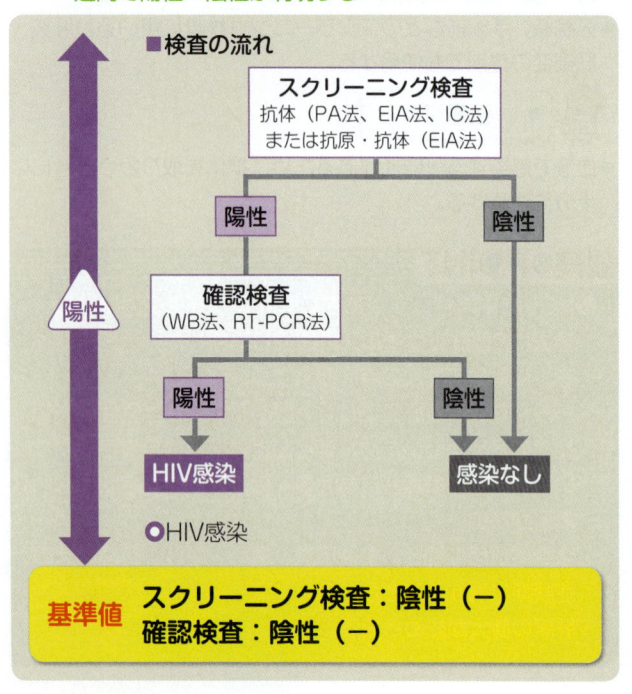

■検査の流れ

```
             スクリーニング検査
         抗体（PA法、EIA法、IC法）
         または抗原・抗体（EIA法）
              ┌──────┴──────┐
             陽性            陰性
              │
           確認検査
       (WB法、RT-PCR法)
        ┌─────┴─────┐
       陽性          陰性
        │             │
     HIV感染        感染なし
```

陽性 ↕

○HIV感染

基準値	スクリーニング検査：陰性（−） 確認検査：陰性（−）

*1) WB: western blott
*2) RT-PCR: realtime-PCR

何をみる？

- HIV感染の有無を調べる検査であり、HIVへの感染が疑われる段階で検査を行う。
- HIV感染症は、抗体＋抗原による第4世代のスクリーニングキットを使用し、2～3週間で陽性・陰性が判明するようになった。スクリーニング検査では偽陽性の可能性を含むため、確認検査としてウエスタンブロット（WB[*1]）法やRT-PCR[*2]法が用いられる。WB法も急性感染期には陰性になることがあるため、RT-PCR法によるHIV-RNA定量が必要になる。

注意点

- 針刺し事故に気をつけ、標準予防策を順守する。

ケアのPOiNT

- スクリーニング検査（一次検査）が陽性の場合でも、偽陽性の場合もあるので注意する。

偽陽性と判定されることがある病態	妊婦、多産の女性、血液腫瘍、膠原病、原発性胆汁性肝硬変、原発性硬化性胆管炎、アルコール性肝炎、ヘルペスウイルスなどのDNAウイルス感染症など

- HIVに感染すると、2週間～2カ月後に急性感染症状（発熱、咽頭痛、発疹、下痢など風邪に似た症状）が現れることがあるが、2～3週間でなくなる。肝脾腫を併発する場合があり、伝染性単核球症に症状が似る。

HTLV検査

(**HTLV**：human T-cell leukemia virus)

検体材料 血清

HTLV感染を疑う際に検査する。とくに妊娠時に検査することが多い

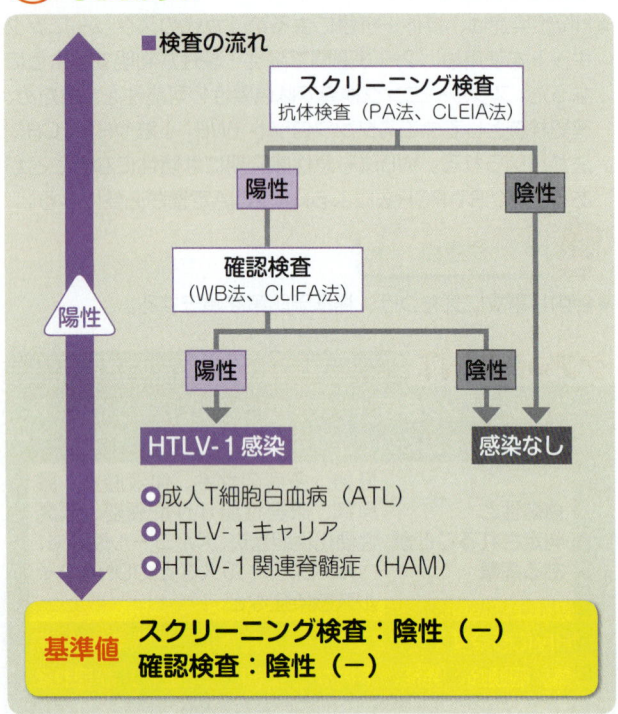

■検査の流れ

スクリーニング検査
抗体検査（PA法、CLEIA法）

- 陽性 → **確認検査**（WB法、CLIFA法）
  - 陽性 → **HTLV-1感染**
    - ○成人T細胞白血病（ATL）
    - ○HTLV-1キャリア
    - ○HTLV-1関連脊髄症（HAM）
  - 陰性 → 感染なし
- 陰性 → 感染なし

陽性

基準値
スクリーニング検査：陰性（−）
確認検査：陰性（−）

＊1）ATL：adult T-cell leukemia
＊2）HAM：HTLV-1 associated myelopathy

何をみる？

- HTLV検査は、成人T細胞白血病（ATL[*1]）の原因となるウイルスであるHTLV-1の感染の有無をみる検査である。
- HTLV-1は、日本では九州、四国に多いことが知られている。このウイルスの感染に伴って起こる疾患としては主に、成人T細胞性白血病、HTLV-1関連脊髄症（HAM[*2]）、ブドウ膜炎の3つがある。
- HTLV-1キャリアの診断には、スクリーニング検査と確認検査の2段階の検査手順が用いられている。スクリーニング検査にはPA法とCLEIA法、確認検査にはウエスタンブロット（WB）法がある。

どんなとき検査する？

- HTLV感染を疑う際に検査されるが、妊娠時に検査することが多い。

観察のPOiNT

- 成人T細胞白血病（特に40歳以上で、持続的な痛みを伴わないリンパ節［頸部、脇の下、足のつけ根など］の腫大、肝臓や脾臓腫大、難治性の多発する皮膚病変または皮下腫瘤など）
- HAM（歩行障害、排尿・排便障害、下肢の脱力感など）
- ブドウ膜炎（眼球内のブドウ膜の炎症）
- その他（関節炎、気管支炎）

ASO（抗ストレプトリジンO：ASLO）

(ASO、ASLO：anti-streptolysin O)

| 検体材料 | 血清 |

溶連菌感染症をみる検査で、アナフィラクトイド紫斑病、リウマチ熱、急性咽頭炎、急性糸球体腎炎、扁桃炎、猩紅熱などを疑った際に検査を行う

高 ↑
- 急性糸球体腎炎
- リウマチ熱
- 猩紅熱
- 急性咽頭炎
- 急性扁桃腺炎
- アナフィラクトイド紫斑病など

基準値 成人：166ToddU以下
小児：250ToddU以下

何をみる？

- ASO（抗ストレプトリジンO：ASLO）は、β溶血性連鎖球菌（溶連菌）感染症をみる検査である。
- 溶連菌感染の場合には、菌体成分（多糖体）はもちろんのこと、菌体外産生物に対してもさまざまな抗体が産生され、そのうち最も一般的に測定されるものがASOである。

どんなとき検査する？

- アナフィラクトイド紫斑病、リウマチ熱、急性咽頭炎、急性糸球体腎炎、扁桃炎、猩紅熱などを疑った際に検査を行う。

観察のPOiNT

- **A群β溶連菌の感染によって起こる疾患**
- ・最も多いものは急性上気道炎、咽頭炎、扁桃炎である。
- ・2～4日の潜伏期間を経て、38～40℃の発熱、咽頭痛、嘔吐、頭痛、全身倦怠感、食欲不振などが現れる。
- ・発症後12～24時間以内に発赤毒素による発赤が全身にみられる。舌乳頭が発赤(イチゴ舌)し、口の周りが蒼白で頬や顎が赤い(口囲蒼白)。
- ・毒素による特有な皮疹。猩紅熱、とびひなどの皮膚化膿性疾患。

ケアのPOiNT

- **症状の観察**
- ・疾患を特定するため、すみやかに検査することで、急性糸球体腎炎やリウマチ熱など、合併症を予防する。
- ・3歳未満の小児が発熱に伴い発疹やイチゴ舌を呈した場合、川崎病(MCLS[*1])との鑑別を要する。
- **安静**
- **感染予防**
- ・咽頭炎などの場合は飛沫感染予防、皮膚感染症(伝染性膿痂疹など)の場合は接触感染予防を行う。
- ・有効な抗菌薬を内服すれば、すみやかに解熱し、24時間程後には感染力がほとんどなくなる。

*1) MCLS: mucocutaneous lymph node syndrome

腫瘍マーカー

腫瘍マーカーとは

- 腫瘍マーカーとは「がんに由来する物質」であり、主に腫瘍細胞が産生するタンパク質である。細かくは胎児性タンパク、がん関連抗原、糖鎖抗原、アイソザイム、ホルモン、遺伝子や自己抗体などが含まれる。検査の主な目的は以下の通りである。

   ①腫瘍を疑う病変を認めた場合に、腫瘍であるか否かの診断に利用する、②腫瘍であった場合の鑑別診断(組織型の特定)に利用する、③治療中の腫瘍活動性、病勢の評価と治療効果の確認に利用する、④予後予測に利用する。

観察のPOiNT

- **所見の観察と総合的な判断**
  - 1つの腫瘍マーカーだけでなく、臓器ごとに強く反応する項目を組み合わせて用いることが多い。
  - 検査結果の高値だけでなく、その変化にも注目する。特に、治療前後の変化は治療効果の判定に有効である。
  - 腫瘍マーカー以外の血液検査、CT、エコー検査、MRI、内視鏡や造影検査、生検などの検査結果も確認する。
  - 悪性腫瘍の治療・効果の判定や予後予測は、検査値の変化、その他の検査結果、身体所見と併せて判断する。
- **悪性腫瘍に伴う患者の症状、所見の観察**

ケアのPOiNT

- ●適切な検体採取
- ・基本的に血液検体採取に準じるが、特に以下の腫瘍マーカーは検体採取・取り扱いに注意する。
- ❶ SCC：皮膚表面や唾液中に多量に存在するため、複数回の穿刺による組織の混入に注意する。
- ❷ PSA：前立腺の触診や生検、その他検査など外部刺激による一過性の上昇に備え、先に採血をしておく。
- ❸ NSE：全血のまま検体保存したり、溶血検体で高値を示すのですみやかに提出する。
- ●測定の目的と特性の理解
- ・腫瘍マーカー測定の主な目的は何か（目的には、腫瘍の診断、鑑別診断、治療効果の判定、再発・転移などを含めた予後の判定などがある）。
- ・悪性腫瘍のみ異常値を示すとはかぎらない（良性疾患や急性期でも上昇、高値を認めることがある）。
- ・各腫瘍マーカーの特徴、対象となる主な疾患を理解する。
- ●検査結果に対しての精神的サポート
- ・腫瘍マーカー測定の目的とその結果について、患者が医師からの説明をどのように理解しているか把握する。
- ・患者が数値にとらわれすぎないようにサポートする。
- ・保険診療上の検査の頻度の制限などそれぞれ異なるため、治療や検査スケジュールを理解し、必要時補足説明を行う。
- ●悪性腫瘍に伴う苦痛症状の軽減、緩和のためのケア

肝がん
AFP
(AFP：α-fetoprotein)

検体・容器	血清0.4mL ポリスピッツ　凍結
検査方法	CLEIA法

基準値：10.0ng/mL以下

高値	原発性肝がん、転移性肝がん、肝硬変、先天性胆道閉鎖症、胎児性がん、胆管・胃・肺・食道がん、胃潰瘍、妊娠、非転移性悪性腫瘍、卵巣嚢腫、睾丸・卵巣腫瘍
低値	肝炎・肝硬変などの肝障害回復期、正常妊娠32週以後（6週目から上昇、32週目でピークとなり、分娩後に急速に低下。分娩後2週目に正常化する）、体内死亡胎児を有する妊婦

● 特徴と目的 ●

- AFP（α-フェトプロテイン）とは胎児肝臓および卵黄嚢で産生される胎児血清中のタンパク質である。出生後には消失し、成人ではきわめて微量にしか検出されない。
- 主に肝細胞がんで上昇し、各種肝臓マーカー異常と併せてスクリーニング、診断補助、慢性肝疾患からの腫瘍発生推測、肝細胞がん治療効果判定や再発の推測などの目的で使用する。

消化器がん

CEA
(CEA：carcinoembryonic antigen)

検体・容器	血清0.4mL ポリスピッツ　凍結
検査方法	CLEIA法

基準値：5.0ng/mL以下

高値	悪性腫瘍（大腸がん、肉腫、乳がん、肺がん、胃がん、膵がん、胆管がん、甲状腺髄様がん）、潰瘍性大腸炎、大腸ポリープ、大腸炎、肝炎、肝硬変、膵炎、閉塞性黄疸、腎不全（透析で上昇）、乳腺症、肺炎、気管支炎、肺気腫（喫煙者）、婦人科疾患、糖尿病など

特徴と目的

- CEA（がん胎児性抗原）とは、胎児の消化器細胞にだけ存在するタンパク質である。この腫瘍マーカーは消化器がん以外に乳がん、肺がん、膀胱がん、前立腺がん、卵巣がんなどでも上昇することが知られ、臓器特異性は低いものの、広く臨床の現場で用いられている。
- 進行胃がんでは30〜40％程度でしか上昇せず、また粘膜内に限局する大腸がんなどではほとんどの場合で陰性結果になる。逆に健康成人の約３％でも基準値を超えることがあり、特に高齢や喫煙でも上昇することがあるなど留意すべき点も多い。したがって、他の腫瘍マーカーなどとも併せて検討し、スクリーニング、診断補助、治療効果判定、再発予測を目的に利用する。

Ⅳ　免疫血清検査・輸血

5　腫瘍マーカー

消化器がん（特に膵臓がん）
CA19-9
（CA19-9：carbohydrate antigen 19-9）

検体・容器	血清0.4mL ポリスピッツ　凍結
検査方法	CLEIA法

基準値：37.0U/mL以下

高値
悪性腫瘍（消化器がん、特に膵がん、胆道がん）
良性腫瘍（肝硬変、原発性胆汁性肝硬変、胆管炎、胆石症、慢性肝炎、閉塞性黄疸、膵炎、膵管閉塞、子宮内膜症、卵巣嚢胞、糖尿病ほか）

● 特徴と目的 ●

- CA19-9（糖鎖抗原19-9）は、大腸がん培養株SW1116を免疫抗原として作製した、モノクローナル抗体NS19-9によって認識される糖鎖抗原である。
- 正常では唾液腺、胆管、気管支腺などに存在し、消化器がんでも特に膵臓がん、胆嚢・胆管がんに特異性の高い腫瘍マーカーである。これら腫瘍のスクリーニング、診断補助、治療効果確認、再発予測に利用する。その他、胃がんや大腸がん、肝がん、肺がん、乳がん、卵巣がんでも上昇する。
- 腫瘍以外でも、糖尿病、慢性肝炎、胆石症、胆嚢炎、子宮筋腫、良性卵巣腫瘍などでも上昇する点に留意する。

卵巣がん
CA125
（CA125：carbohydrate antigen 125）

検体・容器	血清0.4mL ポリスピッツ　凍結
検査方法	CLEIA法

基準値：35.0U/mL以下

高値	卵巣がん（特に漿液性卵巣がん）、卵管がん、子宮内膜症、子宮頸がん、子宮体がん、類皮嚢胞腫、膵・胃・大腸など消化器がん、乳がん、肺がん、肝硬変、腹膜炎、急性膵炎、妊娠、生理

● 特徴と目的 ●

- CA125（糖鎖抗原125）はコアタンパク関連抗原に属し、成人では卵巣上皮、子宮内膜上皮、子宮頸管上皮、胸・腹膜、心嚢膜中皮細胞に存在する。
- 測定には、胎児の身体を覆う上皮である卵巣上皮から発生する高分子のムチン様糖タンパクを抗原に反応する試薬を使用している。
- 主に卵巣がんや子宮がんに特異的な反応を示し、特に卵巣がんにおいてスクリーニング、診断補助、治療効果判定、予後予測などに利用する。
- 健常者や良性疾患での陽性率が低いことから、卵巣がんマーカーとして位置づけられる。

Ⅳ 免疫血清検査・輸血

5 腫瘍マーカー

肺がん
CYFRA21-1
(CYFRA：cytokeratin 19 fragment)

検体・容器	血清0.8mL ポリスピッツ　凍結
検査方法	CLEIA法

基準値：3.5ng/mL以下

高値	肺扁平上皮がん、肺腺がん、肺小細胞がん、食道・胃・大腸がん、乳がん、卵巣がんなど婦人科腫瘍

● **特徴と目的** ●

- サイトケラチンは、単一上皮細胞の細胞骨格を構成するケラチン線維タンパクであり、19種類の亜分画が存在する。
- CYFRA21-1は肺がんでも特に扁平上皮がんにおいて特異性が高い。また、良性疾患における偽陽性率は低く、肺がん特異性が高い特徴をもつ。
- 診断補助、治療効果判定に用いられ、扁平上皮がんでは早期診断にも有用とされる。
- 検体の混和・攪拌により低下することがあるため、注意が必要である。

扁平上皮がん
SCC
(**SCC**: squamous cell carcinoma antigen)

検体・容器	血清0.5mL ポリスピッツ　凍結
検査方法	CLIA法

基準値：1.5ng/mL以下

高値	子宮頸部扁平上皮がん、子宮体がん、外陰・腟がん、食道がん、肺扁平上皮がん、頭頸部がん、口腔・舌・上顎がん、子宮筋腫など

● **特徴と目的** ●

- アポトーシスや細胞接着などにかかわるセルピンタンパク質であり、子宮頸がん関連抗体TA-4の亜分画で、TA-4と共通の抗原性を有するタンパク質であり、正常扁平上皮や扁平上皮がん腫瘍細胞の細胞質に存在する。したがって、子宮頸管部や扁平上皮がんを診断する際に利用する。
- 扁平上皮のある部位での良性疾患（上気道炎、気管支炎、結核、アトピー性皮膚炎、腎不全や透析患者）などでも高値を示す点に留意する。

肝がん
PIVKA-II
(PIVKA-II: protein induced by vitamin K absence or antagonist-II)

検体・容器	血清0.5mL ポリスピッツ 凍結 血漿0.5mL EDTA-2Na入り→ポリスピッツ 凍結
検査方法	ECLIA法

基準値：40.0mAU/mL未満

高値	ビタミンK欠乏症（拮抗薬使用含む）、肝細胞がん、転移性肝がん、肝硬変、アルコール性肝障害、肝炎、閉塞性黄疸、低栄養状態など

特徴と目的

- ビタミンK欠乏時に肝細胞で産生される異常プロトロンビンである。肝がんでも上昇することが示され、同疾患の腫瘍マーカーとして位置づけられる。特に肝細胞がん出現、治療効果判定マーカーや再発診断補助として利用される。
- AFP（α-フェトプロテイン）とは相関関係になく、原発性肝がん診断時には同時測定により診断率上昇につながるため、肝硬変やHBs抗原陽性、HCV抗体陽性の慢性肝炎患者で推奨される。

前立腺がん
PSA
(**PSA**: prostate-specific antigen)

検体・容器	血清0.5mL ポリスピッツ 凍結
検査方法	EIA法

基準値
2.0～4.0ng/mL
＊良性前立腺疾患との鑑別にはカットオフ値3.6ng/mLが推奨されている

高値 前立腺がん、前立腺肥大症、前立腺炎

● 特徴と目的 ●

- 前立腺組織中に存在する糖タンパク質であり、前立腺特異的である。
- PSA（前立腺特異抗原）は前立腺がん、前立腺肥大症、前立腺炎で上昇するが、それ以外の悪性腫瘍では上昇しないといわれている。前立腺がんの病態把握、治療効果判定や再発の早期発見に有用であり、その他検査と合わせてスクリーニング目的に使用する。
- 類似検査として、高感度PSAタンデム（前立腺性酸性フォスファターゼ [PAP*1]、γ-セミノプロテイン [γ-Sm] などに比べて前立腺がん初期での陽性率がよい）、PSA-ACT（前立腺がんと前立腺肥大症の鑑別に有用）もあるが、PAPやγ-Sm、遊離型PSAとの併用で診断効率が上昇する。

＊1) PAP: prostatic acid phosphatase ＊2) γ-Sm: γ-seminoprotein

肺小細胞がん
ProGRP
(**ProGRP**：progastrin releasing peptide)

検体・容器	血清0.4mL ポリスピッツ　絶凍 血漿0.4mL EDTA-2Na入り→ポリスピッツ　絶凍
検査方法	CLEIA法

基準値：血清46.0pg/mL未満、血漿70pg/mL未満

高値	肺小細胞がん、甲状腺髄様がん、肺カルチノイド腫瘍、腎疾患（腎機能障害）、乳幼児・新生児

● 特徴と目的 ●

- ProGRP（ガストリン放出ペプチド前駆体）は、消化管ホルモンあるいは神経ペプチドであるGRPの前駆体。従来の腫瘍マーカーに比べて比較的早期の症例でも陽性となることが示され、信頼性が高い。
- NSE（神経特異エノラーゼ）とともに肺小細胞がんの補助診断、治療効果判定、予後予測などに使用する。とりわけ肺小細胞がんは発見時にはすでに全身に転移している予後不良な疾患であり、早期発見が重要なため同疾患を疑う場合には頻用されている。

肺小細胞がん
NSE
（NSE：neuron-specific enolase）

検体・容器	血清0.2mL ポリスピッツ　凍結
検査方法	RIA固相法

基準値：10.0ng/mL以下

高値	肺小細胞がん、神経芽細胞腫、褐色細胞腫、肺非小細胞がん（大細胞がん、腺がん、扁平上皮がん）、食道がん、前立腺がん、甲状腺髄様がん、ほか

● 特徴と目的 ●

- NSE（神経特異エノラーゼ）は神経細胞に特異性が高く、各臓器に存在する神経細胞末端で認められる。
- NECと呼ばれる神経内分泌腫瘍でも陽性となる。
- 肺小細胞がん(SCLC[*1])は大細胞性神経内分泌腫瘍(LCNEC[*2])とともに高分化型神経内分泌腫瘍に分類されている背景から、同腫瘍マーカーの有用性が示唆される。したがって、肺小細胞がん、神経芽細胞腫、神経内分泌腫瘍（メラノーマ、褐色細胞腫など）の診断に利用される。その他、治療効果判定、再発予測にも使用される。
- 溶血すると赤血球からNSEが逸脱して高値となるため、注意が必要である。

*1) SCLC：small cell lung cancer
*2) LCNEC：lange cell neuroendocrine carcinoma

血液型検査
(blood group test)

検体材料 血液

「オモテ検査」と「ウラ検査」の両者を行い、その結果の一致によって血液型を判定する

■ABO式判定

血液型	オモテ検査		ウラ検査	
	抗A血清	抗B血清	A血球	B血球
A型	+	−	−	+
B型	−	+	+	−
O型	−	−	+	+
AB型	+	+	−	−

＊「+」：凝集あり、「−」：凝集なし

■Rh式判定

Rh+（D抗原陽性）	D抗原あり
Rh−（D抗原陰性）	D抗原なし

● 何をみる？ ●

- 赤血球上にA抗原またはB抗原の有無を調べる「オモテ検査」と、血清中に抗A抗体または抗B抗体があるかを調べる「ウラ検査」の両者を行い、その結果の一致によって血液型を判定する。
- Rh式は、Rh-Hr式血液型判定に使われる5種類の抗体のうち、D抗原の有無について調べる検査である。

ケアのPOiNT

- 血液型不適合に伴う溶血性輸血副作用は、開始後数分から24時間以内に出現することが多く、致死的な状態になりうるため細心の注意が必要である。
- 採血時の検体取り違え防止の徹底が重要であり、以下の点に注意する。
  - 1患者ごとにラベルとスピッツを持参する。
  - 検体取り違えのないよう、検体ラベル、ネームバンド、患者氏名、ID番号など、患者確認を十分に行ってから採血する。
  - 採血が終了したら、その場で検体ラベルを貼付し、すみやかに提出する。

Memo

交叉適合試験

(cross match test)

検体材料 | 血液

輸血の前に供血者と受血者の血液間の抗原抗体反応を検査する

陽性 ↑↓
- 不規則性抗体の存在
- 血液型の間違い
- 患者の取り違え
- 検体ラベルの貼り違い

基準値：陰性（−）

何をみる？

- 交叉適合試験は、輸血の前に供血者と受血者の血液の間で抗原抗体反応が起こるかを試験管内でシミュレーションし、溶血性輸血副作用を未然に防ぐ検査である。

どんなとき検査する？

- 輸血療法を行うとき。
- 赤血球製剤投与前には必ず交叉適合試験を行う。血漿・血小板製剤の場合には血液型は合わせるが交叉適合試験は必要ない。

他の検査との関連

- 血液型検査用の検体とは別の機会に採血されたものを用いる（交叉適合試験の血液についても血液型を検査し、結果が一致していることをダブルチェックで確認する）。

観察のPOiNT

- 重篤な副作用はまず初期に起こることが多いため、輸血療法開始後5分間はベッドサイドを離れずに観察を行う。その後、少なくとも15分間は状況をみて観察を行う。
- 副作用の症状出現時は、以下の内容と発症時間を観察する。

①発熱（38℃以上、輸血前より1℃以上の上昇）	発疹、蕁麻疹
②血圧低下（30mmHg以上の低下）	悪寒・戦慄
③呼吸困難（チアノーゼ、喘鳴、呼吸状態悪化）	血圧上昇
④意識障害	熱感、ほてり
⑤赤褐色尿（血色素尿）	悪心・嘔吐
⑥動悸、頻脈（成人：100/分以上）、瘙痒感	胸痛、腹痛、腰背部痛
⑦血管痛、発赤、顔面紅潮	頭痛、頭重感

＊①〜⑤は重症副作用の可能性が高い

ケアのPOiNT

- 手術や処置などで輸血を行うことが予測される場合、輸血前3日以内に交叉適合試験を行う。
- 輸血を安全に実施するための手順を順守する。
- 輸血に対するインフォームドコンセントを確認する。
- 採血時の患者確認を徹底する。
- 輸血療法実施時の患者確認を徹底する。

Part V

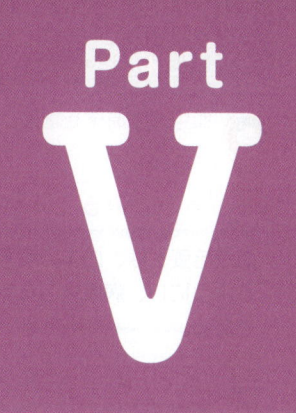

細菌・微生物検査

- 血液培養検査
- 塗抹検査
- 細菌培養・同定検査
- 薬剤(抗菌薬)感受性検査
- 尿の細菌検査
- 便の細菌検査
- 喀痰の細菌検査
- 膿・穿刺液の細菌検査
- 結核・抗酸菌
- MRSA / 病原性大腸菌

血液培養検査

(blood culture)

| 検体材料 | 血液 |

血中の病原体を増殖させて、病原体の有無を確認したり、重症度の指標を得るために行う

● 何をみる？ ●

- 血液培養とは、血中の病原体を増殖させて顕微鏡で確認できるようにし、病原体の有無の確認や重症度の指標を得る検査である。

● どんなとき検査する？ ●

- 致死的感染症や菌血症の有無を確認し、敗血症の起因菌を同定する目的で行う検査である。
- 不明熱の原因の特定のために実施することもある。
- 血液培養を実施すべき具体的な状況は、以下のとおりである。
・発熱（38℃以上とは限らない）、低体温、悪寒・戦慄、原因不明の意識障害・変容、原因不明の血圧低下、代謝性アシドーシス、白血球の異常高値・低値、麻痺など脳血管障害の出現。
- すでに抗菌薬が使用されている場合には、可能であれば一度投与を中止して2〜3日後に採取する。薬物の血中濃度が最も低い次回抗菌薬投与の直前に採取する。

● 注意点 ●

- 血液培養の感度を上げ、皮膚常在菌のコンタミネーションを識別するために、好気ボトル1本と嫌気ボトル1本で1セットと数え、別々の部位から1セットずつ採取する。動脈血と

静脈血の検出率に差はないため、2セットとも静脈血でよい。
- 皮膚の常在菌や環境汚染菌を混入させないよう、穿刺する部位をアルコール綿などでよく拭き取り、次にポビドンヨードなどで穿刺部位を再度消毒する。
- 採血では滅菌手袋を着用し、清潔操作で行う。
- 検体はただちに検査室に送る。

観察のPOINT

- 重症敗血症に注意。熱型、バイタルサイン、疼痛の有無や部位などを十分に観察する。
- 血管内留置カテーテル、尿道留置カテーテルが挿入されている場合は、カテーテルに由来した血流感染を疑い観察する。

血管内留置カテーテル	挿入部の発赤、圧痛、膿
尿道留置カテーテル	尿混濁、浮遊物、悪臭、挿入期間

Memo

塗抹検査
(direct smear examination)

検体材料 喀痰、尿など

喀痰、尿、穿刺液、膿、髄液などの検体について、顕微鏡で起因菌を確認する

● 何をみる？ ●

- 塗抹検査とは、喀痰、尿、穿刺液、膿、髄液などの検体をスライドガラスに載せ、顕微鏡で起因菌を確認する検査である。

● どんなとき検査する？ ●

- 顕微鏡による塗抹標本の観察は最も迅速に起因微生物を推定・確認しうる検査の1つであり、細菌あるいは真菌感染症の治療方針を決定するうえで必須の検査である。
- 体内の炎症の有無を知りたい場合にも実施される。
- 検体が培養検査に適しているかを判定したいときに、培養検査に先立つかたちで行う。

● 他の検査との関連 ●

- 培養検査は起因微生物の菌名同定や薬剤感受性試験を行えるという利点があるが、結果が判明するまでに時間がかかること、嫌気性菌など培養されにくい菌があること、常在菌も培養されて起因微生物の判断が困難な場合があることが欠点であり、塗抹検査は以上のような培養検査の欠点を補う。

ケアのPOiNT

陽性	**グラム染色**	・グラム陽性球菌、グラム陽性桿菌、グラム陰性球菌、グラム陰性桿菌がわかれば、培養、薬剤感受性試験の結果が出るまでは、臓器への移行性なども考慮し、必要時はただちに抗菌薬治療を開始する
	抗酸菌染色	・PCR法や培養などで結核菌か抗酸菌かが明確になるまでは、結核を疑う患者として対応する
陰性	**グラム染色**	・よい検体が採取できなかった場合は、再提出する ・同じ検体で培養を行う場合があるため、十分な量を採取する（特に、糞便検体は5mL以上の量の検体を提出する）
	抗酸菌染色	・結核が疑われる場合、3日間連続で喀痰塗抹検査を行う。3回陰性の場合は、感染性は低いと考えられる

Memo

細菌培養・同定検査
(bacterial culture/identification)

検体材料 喀痰、尿など

感染症の起因微生物を特定したい場合に行う

● 何をみる？ ●

- 細菌培養・同定検査は、細菌を培養して増殖させ、菌の性状から感染症の起因菌を明確にすることを目的に行う検査で、感染症の起因微生物を特定したい場合に行う。
- 塗抹で観察されにくい微生物を検出したい場合に実施する。
- 生体細胞中に感染する性質をもち、塗抹標本で観察されにくい微生物についても、各微生物に適した培地や培養方法を用いることで検出することができる。

● 注意点 ●

- 微生物学的検査の検体は、抗菌薬投与前に採取するのを基本とする。抗菌薬投与後に採取すると起因微生物が死滅してしまい、真の起因菌が検出できなくなっている。
- 抗菌薬が投与されている場合には、最も血中濃度が低い次回投与の直前に採取するとよい。
- 常在菌や環境中の微生物が検体に混入すると、真の起因微生物の検出を妨げるため、採取時の汚染に注意し、微生物の検出率を上げるために、十分な量を採取する。
- 検体の種類ごとに採取容器温、保存の温度は決まっている。

薬剤(抗菌薬)感受性検査
(drug susceptibility test)

検体材料　喀痰、血液など

さまざまな抗菌薬について、その起因菌が耐性か感受性かを判定するために行う

● 何をみる？ ●

- 薬剤(抗菌薬)感受性検査は、感染症の起因菌に対し、有効な抗菌薬を選択するための検査である。塗抹検査、細菌培養・同定検査に引き続いて行われ、さまざまな抗菌薬について、その起因菌が耐性か感受性かを判定する。

● どんなとき検査する？ ●

- 感染症に対する抗菌薬治療には、薬剤感受性検査が欠かせない。耐性の抗菌薬を用いていた場合、治療の効果が得られない可能性がある。感染症の起因菌に有効な抗菌薬を知り、結果に従って選択し直す。

ケアのPOiNT

- 感受性検査の結果、投与していた抗菌薬が適切でないことが判明した場合、ただちに変更する。
- 薬剤感受性検査の結果は看護師も把握し、抗菌薬の変更がないかを確認する。
- 抗菌薬治療を有効に行うために、数回の投与が必要な場合は、均等な時間を空けて投与する。抗菌薬の投与を忘れる、時間を間違えることがないように注意する。

尿の細菌検査

| 検体材料 | 尿 |

尿路感染症などで、起因菌を特定したい場合などに行う

● 何をみる？ ●

- 塗抹培養などにより、起因菌を特定したい場合などに行う検査である。

● どんなとき検査する？ ●

- 膀胱炎などの尿路感染症では、尿の細菌検査が治療方針決定に有用である。

塗抹検査	1,000倍視野で1視野内に1個以上細菌が認められれば、有意な菌量が存在すると推定される
培養検査	一般に10^5/mL以上の菌量を陽性とするが、女性では10^2/mL以上を有意とすることもある

● 注意点 ●

- 滅菌カップに採取する。
- 尿中に皮膚や粘膜の付着菌を混入させないようにする。そのためには、検体採取前に尿道口付近を洗浄、あるいは拭き、さらに、包皮や粘膜面は指などで押し広げ、尿が触れないように採取する必要がある。
- 検体はただちに検査室に送り、室温で放置してはならない。
- 尿道カテーテル留置患者では、バッグ内にたまった尿は用い

ない。サンプルポートをアルコール綿などで消毒してから新鮮な尿を採取する。

観察のPOiNT

- 38℃以上の発熱、尿意逼迫、頻尿、排尿障害、恥骨上圧痛、尿混濁、浮遊物の有無、臭気などの観察を行う。

ケアのPOiNT

● 尿道留置カテーテル管理
- カテーテル抜去が難しい場合は、尿道留置カテーテル管理を徹底する。
- 尿道留置カテーテルの取り扱いは、ディスポーザブル手袋、ビニールエプロンなどを着用し、前後には必ず擦式アルコール製剤で手指消毒を行う。
- 集尿バッグは少なくとも8時間ごとに空にする。
- 採尿カップは本人専用とし、使いまわしをしない。1回ごとに中性洗剤で洗浄し、乾燥させる。

● 陰部洗浄
- 可能なかぎり排泄のたびに洗浄する。
- 特に下痢をしている場合は、排泄のたびに洗浄するほか、尿道口を汚染しないようオムツなどの当て方を工夫する。

便の細菌検査

検体材料　便

サルモネラ菌、赤痢菌、病原性大腸菌O157、コレラ菌、腸チフス菌、パラチフス菌、ブドウ球菌、腸炎ビブリオ、カンピロバクター、クロストリジウム・ディフィシルなどの菌の検出のために検査する

陽性
- サルモネラ菌
- 赤痢菌
- 病原性大腸菌O157
- コレラ菌　など

基準値：陰性（－）

何をみる？

- 主にサルモネラ菌、赤痢菌、病原性大腸菌O157、コレラ菌、腸チフス菌、パラチフス菌、ブドウ球菌、腸炎ビブリオ、カンピロバクター、クロストリジウム・ディフィシルなどの菌の検出を目的とする。

どんなとき検査する？

◎消化器感染症の起因微生物を確定し、有効な抗菌薬を知りたい場合

- 感染性腸炎が疑われる患者では、便の細菌検査が治療方針決定に有用。一般に下痢便や血便に対して行う検査である。
- 常在菌から病原微生物を検出するので、各種の微生物に対する特別な培地を用いて培養検査が行われる。そのため、患者

の病歴（便の性状や色、喫食歴、海外渡航歴、症状の持続期間など）から、検査の前に疑わしい微生物を推定する。

◎薬剤耐性菌のみを選別し、感染対策などに用いたい場合
- 便中には薬剤耐性菌が潜伏しやすいため、薬剤耐性菌のスクリーニングに用いられる。
- 病棟内で厳密な感染対策が必要な耐性菌が検出された場合などに、保菌者の検出を目的としていっせいに便の細菌検査を行うことがある。

● 他の検査との関連 ●

◎便中CDトキシン検査
- 入院48時間以降に発生した下痢症や、最近の抗菌薬使用歴がある患者における下痢症では、クロストリジウム・ディフィシルによる毒素性下痢症（クロストリジウム・ディフィシル関連下痢症）の可能性が高い。ただし、クロストリジウム・ディフィシル自体が腸炎を起こすのではなく、産生する毒素が下痢の原因となることから、培養検査ではなくCDトキシンと呼ばれる便中毒素の直接検出が行われる。

◎便中ロタウイルス抗原検査
- 外来で、主に小児の冬季白色下痢症に対して行われる。
- ロタウイルスは感染力が強く、次亜塩素酸での消毒が困難であるため、厳重な接触感染予防策をとる必要がある。検体の取り扱いも注意する。

喀痰の細菌検査

| 検体材料 | 喀痰 |

呼吸器系感染症の起因微生物を確定し、有効な抗菌薬を知りたい場合に行う

● 何をみる？ ●

- 喀痰検査は、痰や咽頭分泌物を調べ、病原菌などの有無を確認する検査である。

● どんなとき検査する？ ●

- 呼吸器系感染症の起因微生物を確定し、有効な抗菌薬を知りたい場合に実施する。
- 肺炎や慢性気管支炎などの呼吸器系感染症では、喀痰の細菌検査が治療方針決定に有用である。

注意点

- 口腔内の付着菌をできるだけ混入させないようにする。そのためには、水道水でよいので、検体採取前に数回うがいをさせ、口をすすぐ。これにより、口腔内の付着菌や細胞を減少させることができる。
- 唾液成分の多い検体は、実際の肺内の状態を反映していないため、できるかぎり喀出の方法を指導しながら採取するとよい。喀出困難な場合には、背部のタッピングや、深い咳をさせて喀痰を喀出させる。
- 滅菌容器に採取し、乾燥を防ぐためにただちに密閉し、検査室へ提出する。

＊1) HEPA：high efficiency particulate air filter

観察のPOINT

・痰の性状・量、発熱、咳の有無などをみる。

ケアのPOINT

・咳を誘発させて検体採取する際は、汚染を受けるリスクが高いため、ディスポーザブル手袋、ビニールエプロンのほか、必ずサージカルマスクやゴーグル・アイシールドを着用し防護する。
・結核が疑われる場合は、サージカルマスクではなくN95微粒子マスクを着用し、採痰ブースやHEPAフィルター[*1]による陰圧空調のある場所で採取する。

COLUMN 喀痰は量的変化にも注目

　喀痰は「出る」「出ない」といった有無だけでなく、その増減にも注目する。喀痰量の増加は下表の通り、感染症などによる炎症性変化、気道への物理的化学的刺激による粘液分泌亢進などが原因となって引き起こる。

　なかには腫瘍や肺膿瘍の組織破壊物が喀痰として排出されたり、心不全の際の漿液性痰など肺胞由来の場合もあるので注意する。

■喀痰量増加の原因

1. 炎症性変化（感染症など）
2. 粘液分泌亢進（気道への物理的・化学的刺激）

膿・穿刺液の細菌検査

検体材料 膿、穿刺液

もともと無菌的な部位に生じた感染症の起因微生物を突き止める場合に行う

陽性

膿
- 毛嚢炎
- 蜂巣炎

穿刺液
- 感染性腹膜炎
- 腹腔内腫瘍
- 膿胸
- 感染性髄膜炎など

基準値：陰性（－）

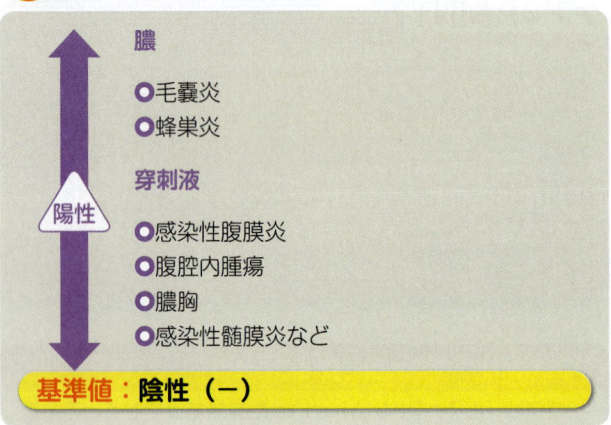

何をみる？

- 膿・穿刺液の細菌検査は、膿や穿刺液を調べることで起因菌の有無を確認する検査である。

どんなとき検査する？

- 皮膚軟部組織感染症や深部臓器膿瘍の起因微生物を検出する場合、もともと無菌的な部位に生じた感染症の起因微生物を突き止める場合に行う。
- 膿や液体貯留の部位（開放性膿か、閉鎖腔内の非開放性検体

かなど）により、適切な検体採取の方法や目的菌を明確にした細菌検査の依頼が必要である。
- よく検体採取が行われる病態は、以下のとおりである。
・術後創部感染症、褥瘡感染症、糖尿病性足壊疽など
・肝膿瘍、腎膿瘍、腸腰筋膿瘍、硬膜外膿瘍、腹腔内膿瘍、子宮瘤膿腫など
・髄膜炎、胸膜炎、胆道感染症、腹膜炎など

注意点

◎深部臓器膿瘍、穿刺液
- 検体はできるだけ多く採取する。採取後はただちに密閉し、乾燥を防ぐ。
- 嫌気培養を行う場合には、採取容器に空気が混入しないように注意する。空気混入を防ぐには、嫌気ポーターなどの専用容器を用い、開封時は音が立たないよう静かに蓋を開けるなどを心がける。

観察のPOiNT

・発熱、腫脹、熱感、痛みなどの感染徴候、膿の排液の有無、臭気などを観察する。

ケアのPOiNT

・接触予防策の順守
・症状の予防と対策

結核・抗酸菌
(Mycobacterium tuberculosis/acid-fast bacteria)

検体材料 喀痰

結核菌に感染しているか否かをみるために行う

- ○結核菌感染

陽性 ↑↓

基準値：陰性（－）

何をみる？

- 痰を塗抹検査などで調べ、結核菌に感染しているか否かをみる検査である。
- 結核菌は、主に肺や気管支などの呼吸器系に感染症をきたす。感染経路は経気道的で、頭頸部のリンパ節に感染することもある。また、嚥下された喀痰が腸管で結核感染巣をつくることがある。

どんなとき検査する？

◎結核に関して行う一連の検査

- 検査には、喀痰の抗酸菌塗抹検査、培養検査、PCR法[*1]による遺伝子同定検査、感受性検査がある。
- 抗酸菌検査は一般に3日間連続で採取され、塗抹で抗酸菌が確認できた時点で検体採取を終了する。
- 良好な喀痰が採取できない場合には、超音波ネブライザーに

よる喀痰誘発を試みる。あるいは入眠中に嚥下した喀痰を狙い、朝に（入院中であれば起床する前に臥位のままで）胃液を採取して検査に提出する。
- 塗抹、培養、PCR法のうち、最も感度が高いのは培養であるが、結核菌は発育が緩慢であるため、現在の培養システムでも「陰性」と判断するのに最低6週間が必要である。塗抹やPCR法が陰性でも、培養の最終結果が判明するまでは結核は否定できない。ただし、塗抹検査が陰性であれば周囲への感染性は低いと考えられる。
- 培養が陽性となれば、その菌株を用いて感受性試験へと進める。

注意点

- 結核は患者の咳などから空気感染するため、喀痰採取は危険の高い行為である。外来などでは、他の患者や医療従事者への感染を防ぐため、結核が疑われる患者には必ずサージカルマスクを着用させ、陰圧個室やHEPAフィルターの換気装置などを設置した部屋で、医療者はN95微粒子マスクを装着し、十分に防護する。

観察のPOiNT

・塗抹検査で抗酸菌が陽性であり、咳、痰、血痰、喀血、胸痛、呼吸困難などの症状がある場合は、感染リスクは高くなるため、症状の観察は重要である。

＊1）PCR：polymerase chain reaction

MRSA／病原性大腸菌（O157など）

(MRSA：methicillin-resistant *Staphylococcus aureus*/enteropathogenic *Escherichia coli*)

検体材料 尿、便、血液など

接触感染予防策が必要な微生物による感染症を疑った場合に行う

陽性

MRSA
- MRSA感染

病原性大腸菌（O157）
- 腸管出血性大腸菌（O157）
- 腸管侵襲性大腸菌（赤痢に似た症状）
- 腸管病原性大腸菌
- 毒素原性大腸菌（コレラに似た症状）

基準値：陰性（−）

● 何をみる？ ●

- MRSAやO157など接触感染予防策が必要な微生物による感染症を疑った場合に行う検査である。

● どんなとき検査する？ ●

- MRSAは主に医療ケア関連感染症の起因菌となる。その主なものには、血管内留置カテーテル由来血流感染症、術後創部感染症、褥瘡感染症、人工呼吸器関連肺炎などがある。
- O157は腸管出血性大腸炎の起因菌で、市中で起こる感染症である。強い腹痛や下痢、特に血便をきたすことがある。若

年者や高齢者には溶血性尿毒症症候群（HUS[*1]）をきたしうる。感染力が強く、50個の細菌数でも感染する。
- 食中毒の可能性があるため、同じ食事をした人に同様の症状がないかを確認する。食中毒が疑われる場合にはただちに保健所に相談し、必要な届出を行う。
- MRSA保菌のスクリーニングとして、心臓血管外科系手術や、人工関節置換術など、黄色ブドウ球菌による感染症が起こると治療が困難な手術が予定されている患者では、MRSAを含めた鼻腔内の黄色ブドウ球菌の有無を培養で事前に確認する。

注意点

- 検体採取や搬送にも標準予防策を徹底する。すべての検体は感染性を有する可能性があるため、採取や運搬に当たっては常に標準予防策の一環として、手袋、マスク、ゴーグルなどの防護具を着用すべきである。

Memo

[*1] HUS：hemolytic uremic syndorome

Part VI

病理検査

- 細胞診検査
- 組織検査

細胞診検査
(cytodiagnosis)

検体材料 喀痰、胸水、腹水など

喀痰、胸水、腹水などの検体により細胞学的に病変を診断する方法で、悪性腫瘍の診断に用いる

■ベセスダシステムとパパニコロウ分類(扁平上皮がんの場合)

ベセスダシステム	パパニコロウ分類	結果
NILM	Class Ⅰ、Ⅱ	陰性
ASC-US	Class Ⅱ - Ⅲa	意義不明異型扁平上皮細胞
ASC-H	Class Ⅲa、Ⅲb	HSILを除外できない異型扁平上皮細胞
LSIL	Class Ⅲa	軽度扁平上皮内病変
HSIL	Class Ⅲa、Ⅲb、Ⅳ	高度扁平上皮内病変
SCC	Class Ⅴ	扁平上皮がん

基準値:Class Ⅱ以下(パパニコロウ分類)

● 何をみる? ●

- 細胞診検査とは、喀痰、胸水、腹水などの検体から、細胞学的に病変を診断する方法で、悪性腫瘍の診断に用いる。

● 他の検査との関連 ●

- 悪性と診断された場合には組織型や異型度を評価し、その後の検査・治療につなげる。

組織検査
(histological diagnosis)

検体材料 病変組織

疾患の本質を表す最も信憑性の高い検査・診断で、この診断をもって最終診断となることが多い

● 何をみる？ ●

- 組織検査は、悪性腫瘍などの病変部の組織を採取して顕微鏡で観察できる標本を作製し、観察したうえで疾患を診断する検査である。
- 組織検査は疾患の本質を表す最も信憑性の高い検査・診断で、あらゆる検査のうち、組織検査を超えて各種疾病の本体を解明できる方法はない。この診断をもって最終診断となることが多い。

■病理診断の種類

生検(バイオプシー)	病変部の組織片を取り出して行われる検査で、特殊な針で穿刺する針生検、鉗子で病変を採取する鉗子生検などがある
術中迅速組織診断	手術中に病変組織を採取して迅速に観察し、病変の広がりなどを確認したのちに、手術方針や摘出範囲を決める
手術材料	手術によって摘出された病変組織を観察し、病理組織診断をする

参考文献一覧

1) 日本検査血液学会編：スタンダード検査血液学　第2版．医歯薬出版，2008．
2) MedicalPractice 編集委員会編：臨床検査ガイド 2009-2010．文光堂，東京；2009．
3) Makuuchi M, Kosuge T, Takayama T, et al；Surgery for small liver cancers. Semin Surg Oncol 1993；9．
4) 国立感染症研究所　感染症情報センター：感染症の話　梅毒
   http://idsc.nih.go.jp/idwr/kansen/k01_g3/k01_49/k01_49.html
   （アクセス：2013.2.15）
5) 国立感染症研究所　感染症情報センター：感染症の話　A型肝炎
   http://idsc.nih.go.jp/idwr/kansen/k04/K04_14/k04_14.html
   （アクセス：2013.2.15）
6) 独立行政法人国立国際医療研究センター 肝炎情報センター：急性肝炎
   http://www.ncgm.go.jp/center/forpatient_ah.html
   （アクセス：2013.2.15）
7) 厚生労働省：B型肝炎について（一般的なQ&A）改訂第2版
8) 厚生労働省：C型肝炎について（一般的なQ&A）改訂第6版
9) 国立国際医療センター エイズ治療・研究開発センター：HI／AIDS検査・治療・看護
   http://acc-elearning.org/AIDS/TextVersion.html（アクセス：2013.2.15）
10) 厚生労働省：ヒトT細胞白血病ウイルス-1型（HTLV-1）の母子感染予防について
    http://www.mhlw.go.jp/bunya/kodomo/boshi-hoken16/index.html
    （アクセス：2013.2.15）
11) 株式会社エスアールエル：SRL.info（医療従事者向け情報サイト）
    http://www.srl.info/index.html（アクセス：2013.2.15）
12) 石井勝編：腫瘍マーカーハンドブック　改訂版．医薬ジャーナル社，東京，2009．
13) 日本輸血・細胞治療学会ホームページ
    http://www.jstmct.or.jp/jstmct/（アクセス：2013.2.15）

14) 日本検査血液学会編：スタンダード検査血液学　第2版．医歯薬出版，東京，2008．
15) 西崎統、村上純子編：検査値の読み方・考え方——専門医からのアドバイス．総合医学社，東京，2008．
16) 小栗豊子編：臨床微生物検査ハンドブック　第2版．三輪書店，東京，2000．
17) 松本哲哉，満田年宏訳：CUMITECH血液培養検査ガイドライン．医歯薬出版，2007．
18) 満田年宏訳：カテーテル関連尿路感染予防のためのCDCガイドライン2009．ヴァンメディカル，東京，2010．
19) 厚生労働省：腸管出血性大腸菌Q&A
    http://www1.mhlw.go.jp/o-157/o157q_a/index.html#q37
    （アクセス：2013.2.15）
20) 国立感染症研究所　感染症情報センター：疾患別情報
    http://idsc.nih.go.jp/disease.html（アクセス：2013.2.15）
21) 泉孝英監訳：結核・非結核性抗酸菌診療ガイドライン（米国胸部学会ガイドライン）　第2版．医学書院，2004．
22) 厚生労働省：感染症法に基づく医師及び獣医師の届出について
    http://www.mhlw.go.jp/bunya/kenkou/kekkaku-kansenshou11/01.html
    （アクセス：2013.2.15）
23) 厚生労働省：一次，二次医療機関のための腸管出血性大腸菌（O157等）感染症治療の手引き（改訂版）
    http://www1.mhlw.go.jp/houdou/0908/h0821-1.html
    （アクセス：2013.2.15）
24) 国立感染症研究所　感染症情報センター：腸管出血性大腸菌感染症
    http://idsc.nih.go.jp/disease/ehec/index.html（アクセス：2013.2.15）
25) 江口正信ほか：すぐわかる看護がわかる検査値ガイドブック　改訂・増補2版．医学芸術社，東京，2006．
26) 森尾友宏，谷口正実ほか：病気が見える⑥ —免疫・膠原病・感染症．メディックメディア，東京，2009．

資料

- 検査に役立つ数式
- 臨床でよく使われる単位
- SI単位への変換式

資料1
検査に役立つ数式

■尿浸透圧の概算

関連検査 尿比重

- 尿比重検査では正確さに欠けるため、高度な異常値の場合は、浸透圧検査で確かめる。
- 尿浸透圧がすぐに測定できない場合、尿比重の値を利用して尿浸透圧を概算する。
- 病態により、尿比重が過大・過小評価されるので注意。

> 尿浸透圧[概算]＝[尿比重下2桁]×20～40

■尿タンパク量の概算

関連検査 尿タンパク、血清アルブミン

- ネフローゼ症候群など、アルブミンの体外漏出がみとめられる場合は、尿タンパク量からその評価を行う。
- 成人の1日の尿クレアチニン排泄量を1gと仮定して、尿タンパク濃度と尿クレアチニン濃度から、尿タンパク量を概算する。
- 1日の尿クレアチニン排泄量が1gから大幅に逸脱している患者の場合、精度が落ちるので注意する。

> 推定1日尿タンパク量(g/g・Cre)
> ≒尿タンパク濃度(mg/dL)/尿クレアチニン濃度(mg/dL)

■漏出性胸水、滲出性胸水の判別（Lightの基準）

関連検査 胸水

- 「漏出性胸水」と「滲出性胸水」を区別する際は、Lightの基準を使う。
- 以下に示す3つの式のうち、1つ以上満たせば「滲出性胸水」といえる。

> ①胸水総タンパク/血清総タンパク>0.5
> ②胸水LDH/血清LDH>0.6
> ③胸水LDH>血清LDHの基準値上限×2/3

■SAAG（serum-ascites albumin gradient）の算出

関連検査 腹水、血清アルブミン

- 腹水と血清アルブミンの比較式、SAAG［血清アルブミン－腹水アルブミン］から、疾患を推測することができる。
- 下式①が該当する（SAAG≧1.1g/dL）場合、門脈圧が亢進して腹水が漏れ出ているといえ、肝硬変、アルコール性肝炎、うっ血性心不全、広範囲肝転移、収縮性心膜炎などが考えられる。
- 式②が該当する（SAGG<1.1g/dL）場合、がん性腹膜炎、結核性腹膜炎、膵炎、ネフローゼ症候群などが考えられる。

> ①SAAG［血清アルブミン－腹水アルブミン］≧1.1g/dL
> ②SAAG［血清アルブミン－腹水アルブミン］<1.1g/dL

■赤血球数、ヘマトクリット値、ヘモグロビン量の概算

関連検査 赤血球数、ヘマトクリット値、ヘモグロビン量

○正常血液では、測定上の大きな誤りがない限り、以下の関係式から赤血球数、ヘマトクリット値、ヘモグロビン量を概算できる。

① RBC×3＝Hb
② Hb×3＝Ht
③ RBC×9＝Ht

■赤血球恒数の概算

関連検査 赤血球恒数、赤血球数、ヘマトクリット値、ヘモグロビン量

○赤血球恒数は、赤血球数、ヘマトクリット値、ヘモグロビン量から概算できる。

① MCV＝Ht/RBC×10
② MCH＝Hb/RBC×10
③ MCHC＝Hb/Ht×100

■尿中カリウム排泄量の確認

関連検査 | **血清カリウム**

- 血清カリウムの測定により、低カリウム血症が疑われる場合は、尿中カリウム排泄量（尿中カリウム濃度、尿浸透圧、尿中クレアチニン値）をチェックすることも重要。
- 尿中カリウム排泄量は、TTKG（transtubular potassium concentration gradient）、FEK（fractional excretion rate of K）から推定できる。
- 血清浸透圧と尿浸透圧がわかる場合、式①をもとにTKKGを計算することができる。
- 血清クレアチニン値と尿中クレアチニン値がわかる場合、式②をもとにFEKを計算できる。

$$①\ TTKGs = \frac{尿中カリウム値 \times 血清浸透圧}{血中カリウム値 \times 尿浸透圧}$$

$$②\ FEK = \frac{尿中カリウム濃度 \times 血清クレアチニン値}{血清カリウム濃度 \times 尿中クレアチニン値}$$

■血清カルシウム補正値の算出

関連検査 血清カルシウム、血清アルブミン

- 低アルブミン血症の場合は、血清カルシウム濃度は見かけ上低値を示すため、以下の補正式を用いて補正する。

$$血清カルシウム補正値 = 血清カルシウム測定値 + (4 - 血清アルブミン値)$$

■アニオンギャップの算出

関連検査 血清ナトリウム、血清クロール

- 血清ナトリウムおよび血清クロールの検査値より酸塩基平衡異常を認めた場合、以下の式によりアニオンギャップを算出して病態の理解を深める。

$$アニオンギャップ = Na^+ + (CL^- + HCO_3^-)$$

■原発性アルドステロン症のスクリーニング

関連検査 血漿レニン活性/アルドステロン

- 原発性アルドステロンが疑われた場合は、血漿アルドステロン濃度（PAC：plasma aldosterone concentration）と血漿レニン活性（PRA：plasma renin activity）の値をもとにスクリーニングを行う。
- 以下の式に該当する場合、スクリーニング陽性である。

$$\text{PAC(pg/mL)} / \text{PRA(ng/mL/hr)} > 200$$
$$\text{PAC(ng/dL)} / \text{PRA(ng/mL/hr)} > 20$$

■インスリン指数の算出

関連検査 インスリン

- ブドウ糖負荷試験で30分でのインスリン値と血糖の増加の比を「インスリン指数」という。
- 以下の式で算出されるインスリン比が0.8以上で正常、0.5未満で糖尿病と判断される。

$$\text{インスリン指数} = \varDelta \text{インスリン} / \varDelta \text{血糖}$$

■HOMA-Rの算出

関連検査 インスリン

- インスリン抵抗性の指標として、HOMA-R（homeostasis model assessment ratio）が用いられる。
- 以下の式で算出されるHOMA-Rが1.6未満で正常、2.5以上でインスリン抵抗性ありと判断される。

$$\text{HOMA-R} = 空腹時インスリン値 \times 空腹時血糖値 / 405$$

■B型肝炎劇症化の予測

関連検査 B型肝炎ウイルス検査

- 以下の式（与芝の式）において、λ＞0で劇症化のリスクが高いと判断される。

$$\lambda = 0.89 + 1.74(成因) + 0.56 \times \text{T-Bil} - 0.014 \times \text{ChE}$$

資料1　検査に役立つ数式

資料2
臨床でよく使われる単位

	名称	単位記号	よく使われる単位 （10の整数乗単位）
長さ	メートル	m	nm（ナノメートル） μm（マイクロメートル） mm（ミリメートル）
面積	平方メートル	m^2	$μm^2$（平方マイクロメートル） mm^2（平方ミリメートル）
体積	立方メートル	m^3	$μm^3$（立方マイクロメートル） mm^3（立方ミリメートル） cm^3（立方センチメートル） dm^3（立方デシメートル）
体積	リットル	L	fL（フェムトリットル） pL（ピコリットル） nL（ナノリットル） μL（マイクロリットル） mL（ミリリットル） dL（デシリットル）
質量	キログラム	kg	pg（ピコグラム） ng（ナノグラム） μg（マイクログラム） mg（ミリグラム） g（グラム）

	名称	単位記号	よく使われる単位 (10の整数乗単位)
物質量	モル	mol	nmol(ナノモル) μmol(マイクロモル) mmol(ミリモル)
質量濃度	キログラム毎リットル*	kg/L	ng/L(ナノグラム毎リットル) μg/L(マイクログラム毎リットル) mg/L(ミリグラム毎リットル) g/L(グラム毎リットル)
モル濃度	モル毎リットル	mol/L	nmol/L(ナノモル毎リットル) μmol/L(マイクロモル毎リットル) mmol/L(ミリモル毎リットル)
圧力、分圧	トル 水銀柱メートル 水柱メートル	Torr mHg mH$_2$O	Torr(トル) mmHg(水銀柱ミリメートル) cmH$_2$O(水柱センチメートル)
密度	キログラム毎リットル	kg/L	mg/L(ミリグラム毎リットル) g/L(グラム毎リットル)

＊「毎」は「パー」と読むことが多い。例：キログラム・パー・リットル

資料3
SI単位への変換式

白血球、血小板数	(個/mm^3)×0.001=(10^9/L)
赤血球数	(百万/mm^3)×=(10^{12}/L)
血色素量（Hb）	(g/dL)×0.6206=(mmol/L)
フィブリノーゲン	(mg/dL)×0.02941=(μmol/L)
血糖	(mg/dL)×0.05551=(mmol/L)
中性脂肪	(mg/dL)×0.01129=(mmol/L)
コレステロール	(mg/dL)×0.02586=(mmol/L)
アルブミン	(g/dL)×1449=(μmol/L)
ビリルビン	(mg/dL)×17.1=(μmol/L)
アンモニア	(μg/dL)×0.5872=(μmol/L)
尿酸	(mg/dL)×59.4=(μmol/L)
クレアチニン	(mg/dL)×88.4=(μmol/L)
尿素窒素	BUN(mg/dL)×0.357=尿素(mmol/L)
Ca	(mg/dL)×0.2495=(mmol/L)
P	(mg/dL)×0.3229=(mmol/L)
Mg	(mg/dL)×0.4114=(mmol/L)
Fe	(μg/dL)×0.1791=(μmol/L)
圧	(mmHgまたはTorr)×0.133=(kPa)
	(mmH$_2$O)×9.80665=(Pa)
温度	{(カ氏度)−32}×5÷9=(℃)

SI単位とは：SIとは、フランス語のSysteme International d'Unitesの略称で、わが国の計量法（平成4年改正）に採用されている単位。SI基本単位、固有名称が認められた組立単位、数値を示す10の整数乗の名称などが決められている

索引

*和文の太字は検査項目

【欧文】

A

- ACTH ··· 178
- AFP ··· 216
- AKI ··· 15
- Alb ··· 82
- ALP ··· 132
- ALPアイソザイム ··· 132
- ALT ··· 128
- AMA ··· 164
- AMY ··· 138
- ANA ··· 162
- APTT ··· 60
- ASLO ··· 212
- ASO ··· 212
- AST ··· 128
- ATⅢ ··· 72
- **A型肝炎ウイルス検査** ··· 202

B

- base-excess ··· 155
- BIL ··· 92
- BNP ··· 196
- BS ··· 114
- BUN ··· 86
- **B型肝炎ウイルス検査** ··· 204

C

- Ca ··· 104
- CA125 ··· 219
- CA19-9 ··· 218
- CEA ··· 217
- ChE ··· 144
- CK ··· 134
- CKD ··· 9, 13
- CK-MB ··· 136
- CKアイソザイム ··· 134
- Cl ··· 102
- Cr ··· 90
- CRP ··· 45, 166
- CRT ··· 81
- CYFRA21-1 ··· 220
- **C型肝炎ウイルス検査** ··· 206
- **C反応性タンパク** ··· 45, 166
- C-ペプチド ··· 192

D・E・F

- Duke法 ··· 57
- Dダイマー ··· 70
- E_2 ··· 186
- E_3 ··· 186
- ESR ··· 45, 74, 75
- FDP ··· 68
- Fe ··· 108
- FEK ··· 260
- Fg ··· 66
- FT_3 ··· 182
- FT_4 ··· 182

G・H

- GH ··· 176
- GLU ··· 114
- GOT ··· 128
- GPT ··· 128
- Hb ··· 48
- HbA1c ··· 116
- HCG ··· 184
- HDL-コレステロール ··· 120
- **HIV検査** ··· 208
- HOMA-R ··· 263
- HPT ··· 64
- Ht ··· 48
- **HTLV検査** ··· 210

I

- ICG試験 … 152
- IgA … 168
- IgD … 168
- IgE … 168
- IgG … 168
- IgM … 168
- i-PTH … 198
- Ivy法 … 57

K・L

- K … 100
- LDH … 130
- LDHアイソザイム … 130
- LDL-コレステロール … 122
- Lightの基準 … 258

M

- MCH … 52
- MCHC … 52
- MCV … 51,52
- Mg … 110
- Miller and Jones分類 … x
- MRSA … 248

N

- Na … 98
- NAG … 24
- NGSP値 … 116
- NH₃ … 94
- NSE … 225
- Nアセチル-β-D-グルコサミニダーゼ 24

P

- P … 106
- PBC … 164
- PIVKA … 62
- PIVKA-Ⅱ … 222
- PLG … 76
- PLT … 54
- ProGRP … 224
- PSA … 223
- PT … 58

R・S

- RBC … 48
- RDW … 50
- refeeding syndrome … 106
- RF … 158
- RT-PCR法 … 209
- SAAG … 36,258
- SCC … 221
- STS … 200

T

- TAT … 72
- TC … 118
- TG … 124
- TP … 80
- TSH … 180
- TT … 62
- TTKG … 260

U・W・Z

- UA … 88
- UN … 86
- WBC … 44
- WB法 … 209
- whole-PTH … 198
- Zn … 112

【和文】

あ

- アイソザイム … 131
- **亜鉛** … 112
- 朝のこわばり … 159,160
- アセトン体 … 16
- アニオンギャップ … 261

アミラーゼ ……………………………… 138
アミラーゼアイソザイム ……………… 138
アルカリホスファターゼ ……………… 132
アルコール性肝障害 ……………………… 142
アルドステロン ………………………… 190
アルブミン ………………………………… 22
アンチトロンビンⅢ ……………………… 72
アンモニア ………………………………… 94

い・う

インスリン ……………………………… 194
インスリン指数 …………………………… 262
インスリン抵抗性 ………………………… 195
インタクトPTH …………………………… 198
咽頭分泌物 ………………………………… 242
インドシアニングリーンテスト ……… 152
ウエスタンブロット法 …………………… 209
ウラ検査 …………………………………… 226
ウロビリノーゲン ………………………… 18

え・お

エイコサペンタエン酸 …………………… 121
エストラジオール ……………………… 186
エストリオール ………………………… 186
エストロゲン …………………………… 186
塩基過剰 …………………………………… 155
嘔吐 ………………………………………… 207
悪心 ………………………………………… 207
オモテ検査 ………………………………… 226

か

灰白色便 ……………………………………… 31
喀痰の細菌検査 ………………………… 242
喀痰誘発 …………………………………… 247
活性化部分トロンボプラスチン時間 …… 60
カリウム ………………………………… 100
カルシウム ……………………………… 104
肝がん ………………………………… 216,222

肝硬変 ……………………………………… 144
肝障害 ……………………………………… 202
関節液 ……………………………………… 40
関節リウマチ ………………………… 158,160
感染症の起因微生物 ……………………… 236
γ-GTP（γ-グルタミルトランスペプチダーゼ） …………………………… 142
γ-グロブリン ……………………………… 80
寒冷凝集反応 …………………………… 172

き

希釈尿 ………………………………………… iii
寄生虫卵検査 ……………………………… 28
急性期反応タンパク ……………………… 166
急性心筋梗塞 ……………………………… 148
急性腎障害 …………………………………… 15
急性反応性タンパク ………………………… 66
胸水 ………………………………………… 34

く

クッシング症候群 …………………………… 10
グラム染色 ………………………………… 235
クレアチニン ……………………………… 90
クレアチンキナーゼ …………………… 134
クレアチンキナーゼ-MB ……………… 136
クロール ………………………………… 102

け

劇症肝炎 …………………………………… 84
血液ガス ………………………………… 154
血液型検査 ……………………………… 226
血液培養検査 …………………………… 232
結核 ……………………………………… 246
結核菌感染 ………………………………… 246
血小板数 …………………………………… 54
血漿レニン活性 ………………………… 190
血清アルブミン …………………………… 82
血清カリウム …………………………… 100

血清カルシウム	104
血清クレアチニン	90
血清クロール	102
血清鉄	108
血清ナトリウム	98
血清尿酸	88
血清尿素窒素	86
血清ビリルビン	92
血清マグネシウム	110
結核感染巣	246
血糖	114
血尿	iv
血尿スケール	v
血便	31
ケトン体	16
原発性アルドステロン症	262
原発性胆汁性肝硬変	164
顕微鏡的血尿	13

こ

好塩基球	46
抗核抗体	162
抗菌薬感受性検査	237
交叉適合試験	228
好酸球	46
抗酸菌	246
抗酸菌染色	235
抗CCP抗体	160
甲状腺機能亢進症	180
甲状腺刺激ホルモン	180
抗ストレプトリジンO	212
抗赤血球抗体	174
好中球	46
抗ミトコンドリア抗体	164
骨髄検査	38
コリンエステラーゼ	144
コルチゾール	188

混濁尿	iv

さ

細菌培養・同定検査	236
細胞診検査	252
サルモネラ菌	240
酸塩基平衡	98,154

し

自己免疫性炎症性神経疾患	33
脂質異常症	123
視床下部・下垂体機能	177
シスタチンC	96
絨毛性疾患	185
出血傾向	71
出血時間	56
術中迅速組織診断	253
腫瘍マーカー	214
消化器がん	217
静脈血	233
褥瘡	83
食欲不振	207
腎機能障害	91
心筋トロポニンT	148
神経性食思不振症	106
滲出液量	83
新鮮尿	21
心電図異常	100

す

髄液	41
膵炎	139
水酸化マグネシウム	110
膵臓がん	218
ステロイド薬	193

せ・そ

生検	253
成人T細胞白血病	211
成長ホルモン	176

赤血球恒数	52
赤血球数	48
赤血球沈降速度	45,74,75
赤血球粒度分布幅	50
穿刺液の細菌検査	244
全身倦怠感	207
全身性エリテマトーデス	162
先天性凝固因子欠乏症	60
線溶活性	76
前立腺がん	223
総コレステロール	118
総タンパク	80
組織検査	253

た・ち

タール便	31
唾液腺炎	139
多クローン性高γ-グロブリン血症	169
脱水	2,4
脱力	101
多発性骨髄腫	170
単球	46
致死的不整脈	101
中性脂肪	124
直接・間接クームス試験	174

て・と

鉄	108
糖化ヘモグロビン	116
糖質コルチコイド	188
糖尿病ケトアシドーシス	155
兎糞状便	31
塗抹検査	234
トリグリセリド	124
トリプシン	146
トレポネーマ・パリダム	200

トロンビン・アンチトロンビンIII複合体	72
トロンボテスト	62

な・に

ナトリウム	98
乳酸脱水素酵素	130
乳び尿	iv
尿pH	6
尿酸	88
尿浸透圧	257
尿潜血	12
尿タンパク	8
尿中Nアセチル-β-D-グルコサミニダーゼ	24
尿中カリウム排泄量	260
尿中微量アルブミン	22
尿中β$_2$-ミクログロブリン	20
尿沈渣	14
尿糖	10
尿の細菌検査	238
尿比重	4
尿量	2
尿路感染症	238
妊娠の判定	184

ね・の

ネフローゼ症候群	4,24
脳下垂体前葉	176
濃縮尿	iii
脳性ナトリウム利尿ペプチド	196
脳脊髄液	32
膿の細菌検査	244

は

バイオプシー	253
肺がん	220
敗血症	232

肺小細胞がん	224,225
梅毒血清反応	200
白血球数	44
白血球分画	46
パパニコロウ分類	252
バラ疹	201

ひ

ビタミン	150
非定型肺炎	172
ヒト絨毛性ゴナドトロピン	184
病原性大腸菌O157	240
病原性大腸菌	248
標準予防策	249
微量アルブミン	22
微量元素	111
ビリルビン	18,92
ビリルビン尿	iv

ふ

フィッシャー比	84
フィブリノーゲン	66
フィブリン・フィブリノーゲン分解産物	
	68
副腎皮質刺激ホルモン	178
腹水	36
プラスミノーゲン	76
ブリストルスケール	vi
プロゲステロン	186
プロトロンビン時間	58

へ

平均赤血球容積	51
$β_2$-ミクログロブリン($β_2$-MG)	
	20,170
β溶血性連鎖球菌感染症	212
ベセスダシステム	252
ヘパプラスチンテスト	64

ヘマトクリット値	48
ヘモグロビン尿	iv
ヘモグロビン量	48
便性状	30
便潜血反応	26
便の細菌検査	240
便培養	29
扁平上皮がん	221

ま・み

マグネシウム	110
慢性腎臓病	9,13
マンニトール	87
ミオグロビン尿	iv

む・め・も

紫色尿バッグ症候群	7
免疫グロブリン	168
毛細血管再充填時間	81

や・ゆ・よ

薬剤感受性検査	237
遊離サイロキシン	182
遊離トリヨードサイロニン	182
輸血	228
ヨードアレルギー	153
与芝の式	263

ら・り・ろ

卵巣がん	219
卵胞ホルモン	187
リウマトイド因子	158
利尿薬	99
リパーゼ	140
リポタンパク	126
リン	106
リンパ球	46
漏出性胸水	35

基準値一覧

検査項目	基準値	頁数
一般検査		
尿検査		
尿量	500〜2,000mL/日	2
尿比重	1.015〜1.025	4
尿pH	4.5〜7.5	6
尿タンパク	定性：陰性（−） 定量：150mg/日未満（蓄尿）	8
尿糖	定性：陰性（−） 定量：100mg/日以下（蓄尿）	10
尿潜血	定性：陰性（−）	12
尿沈渣	赤血球：1視野に5個以内 白血球：1視野に5個以内 上皮細胞：1視野に少数 円柱：1視野に0個 結晶：1視野に少量	14
ケトン体	定性：陰性（−）	16
ビリルビン、ウロビリノーゲン	ビリルビン：定性：陰性（−） ウロビリノーゲン：±〜1＋（弱陽性）	18
尿中β_2-ミクログロブリン	300μg/L以下（随時尿）	20
尿中微量アルブミン	30mg/日以下（蓄尿） 30mg/L未満、27mg/g・Cr未満（随時尿）	22
尿中Nアセチル-β-D-グルコサミニダーゼ(NAG)	1.8〜6.8U/日（蓄尿） 1.0〜4.2U/L、1.6〜5.8U/g・Cr（随時尿）	24
便検査		
便潜血反応	陰性（−）	26

検査項目	基準値	頁数
穿刺液・採取液検査		
脳脊髄液	液圧：60～150mmH$_2$O 性状：無色、水様透明 細胞数/種類：0～5 μL、リンパ球70%、単球30% 総タンパク量：15～45mg/dL 糖：45～85mg/dL クロール：120～130mEq/L	32
胸水	成人の健常者でごく少量存在する	34
腹水	成人の健常者でごく少量存在する	36
骨髄検査	有核細胞数：100～250×10^3 μL 巨核球数：50～150/μL	38
関節液	色調：淡黄色 透明度：透明 粘稠性：強度の粘稠 白血球数：200/μL以下	40
血液検査		
血球数測定・血液像		
白血球数（WBC）	成人：4,000～8,000/μL 小児：5,000～13,000/μL 幼児：5,000～18,000/μL 新生児：9,000～30,000/μL	44
白血球分画	好中球（分葉）：40～60% リンパ球：30～45% 好酸球：3～5% 単球：3～6% 好塩基球：0～2%	46
赤血球数（RBC）	男性：430～570×10^4/μL 女性：380～500×10^4/μL	48
ヘマトクリット値(Ht)	男性：39～52% 女性：34～44%	48

検査項目	基準値	頁数
ヘモグロビン量（Hb）	男性：13.5〜17.5g/dL 女性：11.5〜15.0g/dL	48
赤血球粒度分布幅（RDW）	11.5〜13.8%（CV法） 50fL以下（SD法）	50
MCV	85〜102fL	52
MCH	28〜34pg	52
MCHC	男性：31.6〜36.6% 女性：30.7〜36.6%	52
血小板数（PLT）	15〜34×10^4/μL	54
凝固・線溶系		
出血時間	1〜3分（Duke法） 1〜8分（Ivy法）	56
プロトロンビン時間(PT)	9〜15秒 活性：70〜100%	58
活性化部分トロンボプラスチン時間（APTT）	25〜45秒	60
トロンボテスト（TT）	70〜130%	62
ヘパプラスチンテスト（HPT）	70〜130%	64
フィブリノーゲン（Fg）	200〜400mg/dL	66
フィブリン・フィブリノーゲン分解産物（FDP）	5μg/mL未満	68
Dダイマー	1.0μg/mL（LPIA法） 0.5μg/mL（ELISA法）	70
アンチトロンビンⅢ（ATⅢ）	81〜123%	72
トロンビン・アンチトロンビンⅢ複合体（TAT）	3.2ng/mL以下	72
赤血球沈降速度（ESR）	男性：2〜10mm/時 女性：3〜15mm/時	74

検査項目	基準値	頁数
プラスミノーゲン(PLG)	70〜120%	76
生化学検査		
タンパク関連・含窒素成分		
総タンパク(TP)	6.7〜8.3g/dL	80
血清アルブミン(Alb)	3.8〜5.3g/dL	82
フィッシャー比	2.5〜4.5(HPLC法)	84
血清尿素窒素(BUN、UN)	8〜20mg/dL	86
血清尿酸(UN)	男性:3.8〜7.0mg/dL 女性:2.5〜5.5mg/dL	88
血清クレアチニン(Cr)	男性:0.61〜1.04mg/dL 女性:0.47〜0.79mg/dL	90
血清ビリルビン(BIL)	総ビリルビン:0.2〜1.0mg/dL 直接ビリルビン:0.0〜0.3mg/dL 間接ビリルビン:0.1〜0.8mg/dL	92
アンモニア(NH_3)	30〜80μg/dL	94
シスタチンC	0.50〜0.90mg/L	96
電解質・金属		
血清ナトリウム(Na)	137〜145mEq/L	98
血清カリウム(K)	3.5〜5.0mEq/L	100
血清クロール(Cl)	98〜108mEq/L	102
血清カルシウム(Ca)	8.4〜10.4mg/dL	104
リン(P)	2.5〜4.5mg/dL	106
血清鉄(Fe)	男性:80〜200μg/dL 女性:70〜180μg/dL	108
血清マグネシウム(Mg)	1.7〜2.6mg/dL	110
亜鉛(Zn)	60〜120μg/dL	112
糖質		
血糖(BS、GLU)	70〜109mg/dL	114

検査項目	基準値	頁数
糖化ヘモグロビン (HbA1c)	4.3〜5.8（JDS値） 4.6〜6.2（NGSP値）	116
脂質		
総コレステロール（TC）	120〜219mg/dL	118
HDL-コレステロール (HDL-C)	40〜65mg/dL	120
LDL-コレステロール (LDL-C)	65〜139mg/dL	122
トリグリセリド（中性脂肪：TG）	30〜149mg/dL	124
HDL	男性：29〜50% 女性：34〜53%	126
VLDL	男性： 8〜29% 女性： 3〜23%	126
LDL	男性：44〜55% 女性：42〜53%	126
酵素		
AST（GOT）	10〜40IU/L	128
ALT（GPT）	5〜45IU/L	128
乳酸脱水素酵素（LDH）	120〜245IU/L	130
LDHアイソザイム	LDH1：20〜35% LDH2：30〜40% LDH3：20〜30% LDH4： 5〜15% LDH5： 2〜15%	130
アルカリホスファターゼ（ALP）	80〜260IU/L	132
クレアチンキナーゼ（CK）	男性：57〜197IU/L 女性：32〜180IU/L	134

検査項目	基準値	頁数
CKアイソザイム	CK-MB：5%以下（定量15〜25IU/L） CK-BB：2%以下	134
アミラーゼ（AMY）	66〜200IU/L	138
アミラーゼアイソザイム	P型：30〜60% S型：40〜70%	138
リパーゼ	11〜53IU/L	140
γ-GTP（γ-グルタミルトランスペプチダーゼ）	男性：10〜50IU/L 女性：9〜32IU/L	142
コリンエステラーゼ（ChE）	180〜466IU/L	144
トリプシン	100〜550ng/mL	146
心筋トロポニンT	0.10ng/mL以下（ECLIA法）	148
その他		
ビタミン	ビタミンA：30〜80μg/dL ビタミンB_1：20〜50ng/dL ビタミンB_2：66〜111ng/dL ビタミンB_6：4〜17ng/dL ビタミンB_{12}：260〜1050pg/dL 葉酸：4.4〜13.7ng/mL	150
ICG試験（インドシアニングリーンテスト）	停滞率：10%以下（15分値）	152
血液ガス/酸塩基平衡	PO_2：80〜100Torr PCO_2：35〜45Torr pH：7.36〜7.44 HCO_3^-：22〜26mEq/L BE：−2〜+2mEq/L SaO_2：93〜98%	154

検査項目	基準値	頁数
免疫血清検査・輸血		
自己免疫・アレルギー		
リウマトイド因子（RF）	定性：陰性（−） 定量：30IU/L未満	158
抗CCP抗体	5.0U/mL未満（ELISA法）	160
抗核抗体（ANA）	陰性（40倍未満［IFA法］）	162
抗ミトコンドリア抗体（AMA）	陰性（10倍未満［IFA法］）	164
血漿タンパク		
CRP（C反応性タンパク）	0.30mg/dL未満	166
免疫グロブリン	IgG：800〜1,600mg/dL IgA：140〜400mg/dL IgM：男性：31〜200mg/dL 　　　女性：52〜270mg/dL IgD：2〜12mg/dL IgE：250IU/mL（RIST法） 　　　0.34PRU/mL（RAST法）	168
β_2-ミクログロブリン（β_2-MG）	1.0〜1.9mg/L（RIA法）	170
寒冷凝集反応	陰性（32〜64倍以下）	172
直接・間接クームス試験	陰性（−）	174
ホルモン		
成長ホルモン（GH）	男性：0.42ng/mL 女性：0.66〜3.68ng/mL	176
ACTH（副腎皮質刺激ホルモン）	60pg/mL（早朝安静時）	178
TSH（甲状腺刺激ホルモン）	0.4〜4.0μIU/mL（ECLIA法）	180

検査項目	基準値	頁数
FT₃（遊離トリヨードサイロニン）	2.1～4.1pg/mL	182
FT₄（遊離サイロキシン）	1.0～1.7ng/dL	182
HCG（ヒト絨毛性ゴナドトロピン）	非妊婦、男性：血清：1.0以下 　　　　　　　尿：2.5以下 妊娠6週以下：血清：4,700～87,200 　　　　　　　尿：1,100～62,600 妊娠7～10週：血清：6,700～202,000 　　　　　　　尿：18,000～191,000 妊娠11～20週：血清：13,800～68,300 　　　　　　　尿：3,100～125,000 妊娠21～40週：血清：4,700～65,300 　　　　　　　尿：1,400～29,400 （単位：mIU/mL）	184
エストラジオール（E₂）	卵胞期：10～150pg/mL 排卵期：50～380pg/mL 黄体期：30～300pg/mL 更年期：10～50pg/mL	186
エストリオール（E₃）	卵胞期：0～20pg/mL 排卵期：5～40pg/mL 黄体期：5～40pg/mL 更年期：0～20pg/mL	186
プロゲステロン	卵胞期：0.5～1.5ng/mL 排卵期：1.5～6.8ng/mL 黄体期：5.0～28.0ng/mL 更年期：0.3～0.4ng/mL	186
コルチゾール	5～15μg/dL（RIA法）	188
血漿レニン活性	0.5～2.0ng/mL/時	190
アルドステロン	36～240pg/mL（随時） 30～159pg/mL（臥位） 39～307pg/mL（立位）	190

検査項目	基準値	頁数
C-ペプチド	0.8〜2.5ng/mL（血清） 22.8〜155.2μg/日（蓄尿）	192
インスリン	5〜15μU/mL（空腹時）	194
BNP（脳性ナトリウム利尿ペプチド）	18.4pg/mL以下	196
i-PTH	10〜65pg/mL（ECLIA法）	198
感染症		
梅毒血清反応（STS）	陰性（−）	200
A型肝炎ウイルス検査	陰性（−）	202
B型肝炎ウイルス検査	HBs抗原：陰性（−） HBs抗体：陰性（−） HBe抗原：陰性（−） HBe抗体：陰性（−） HBV-DNA：30cpm未満（RA法）	204
C型肝炎ウイルス検査	HCV抗体定性：陰性（−） HCV-RNA定性：陰性（−） HCV-RNA定量：検出なし HCVウイルス：いずれの型も検出なし	206
HIV検査	スクリーニング検査：陰性（−） 確認検査：陰性（−）	208
HTLV検査	スクリーニング検査：陰性（−） 確認検査：陰性（−）	210
ASO（抗ストレプトリジンO：ASLO）	成人：166ToddU以下 小児：250ToddU以下	212
腫瘍マーカー		
AFP	10.0ng/mL以下	216
CEA	5.0ng/mL以下	217
CA19-9	37.0U/mL以下	218
CA125	35.0U/mL以下	219

検査項目	基準値	頁数
CYFRA21-1	3.5ng/mL以下	220
SCC	1.5ng/mL以下	221
PIVKA-II	40.0mAU/mL未満	222
PSA	2.0〜4.0ng/mL	223
ProGRP	血清：46.0pg/mL未満 血漿：70pg/mL未満	224
NSE	10.0ng/mL以下	225
輸血		
交叉適合試験	陰性（−）	228
細菌・微生物検査		
便の細菌検査	陰性（−）	240
膿・穿刺液の細菌検査	陰性（−）	244
結核・抗酸菌	陰性（−）	246
MRSA	陰性（−）	248
病原性大腸菌（O157）	陰性（−）	248
病理検査		
細胞診検査	ClassII以下（パパニコロウ分類）	252

とんでもなく役立つ
検査値の読み方

2013年3月24日　第1版第1刷発行	著　者	西崎　祐史、渡邊　千登世
2015年5月25日　第1版第5刷発行	発行者	有賀　洋文
	発行所	株式会社　照林社
		〒112-0002
		東京都文京区小石川2丁目3-23
	電　話	03-3815-4921（編集）
		03-5689-7377（営業）
		http://www.shorinsha.co.jp/
	印刷所	大日本印刷株式会社

- 本書に掲載された著作物（記事・写真・イラスト等）の翻訳・複写・転載・データベースへの取り込み、および送信に関する許諾権は、照林社が保有します。
- 本書の無断複写は、著作権法上での例外を除き禁じられています。本書を複写される場合は、事前に許諾を受けてください。また、本書をスキャンしてPDF化するなどの電子化は私的使用に限り著作権法上認められていますが、代行業者等の第三者による電子データ化および書籍化はいかなる場合も認められていません。
- 万一、落丁・乱丁などの不良品がございましたら、「制作部」あてにお送りください。送料小社負担にて良品とお取り替えいたします（制作部☎0120-87-1174）。

検印省略（定価はカバーに表示してあります）
ISBN978-4-7965-2288-5
©Yuji Nishizaki, Chitose Watanabe/2013/Printed in Japan